高齢者施設でできる
感染制御マニュアル

平常時の対応から
押さえておきたい感染症まで

編集 吉田正樹
東京慈恵会医科大学 感染制御科 教授

日本医事新報社

序　文

　わが国では1980年代に入り、メチシリン耐性黄色ブドウ球菌 (MRSA) の分離率が増加し、このころから院内感染が問題となってきた。これを受け、院内感染を取り扱う学会として日本環境感染学会が1985年に設立された。また、2000年1月にはICD協議会によりインフェクション・コントロール・ドクター (ICD) の制度とインフェクション・コントロール・ナース (ICN) の制度が構築され、感染制御の専門家が育成されることとなり、インフェクション・コントロール・チーム (ICT) が発足した。さらに、2012年4月の診療報酬改定により感染防止対策に関する加算が一部変更となり、病院内での感染対策は充実してきた。しかし、それでも院内感染は制御しきれておらず、発生が後を絶たない現状がある。

　一方、高齢者施設などの病院外施設においても、インフルエンザやノロウイルスの施設内感染が毎年のように発生している。これらの施設では、医師や看護師などの医療職は限られた人数しかなく、感染対策の専門家でもない場合がほとんどである。しかし、高齢者施設においては医療職のみならず、介護職員などの直接に利用者と接触する職員にとっても、感染制御に関する知識・技術は必要不可欠なものである。

　そのような高齢者施設に携わるすべての方に感染対策の基本、そして高齢者施設での特殊性を理解していただき、日常の診療・介護に役立てていただきたく、今回、高齢者施設のおける感染対策の本を上梓した。執筆いただいたのは、感染症診療・感染対策の専門家であり、また施設での診療経験豊富な方々である。この本が、高齢者施設で活用され、少しでも施設内感染の抑制に役に立てば幸いである。

2018年10月
吉田正樹

CONTENTS
高齢者施設でできる感染制御マニュアル

I 総論 感染症発生時の対応

①感染症の発生状況の把握 ……… 2
②感染拡大の防止 ……… 5
③行政への報告 ……… 7
④施設の特殊性と感染対策 ……… 8
⑤標準予防策 ……… 11
⑥感染源対策 ……… 14
⑦感染経路別予防策（空気感染・飛沫感染・接触感染対策）……… 16
⑧ゾーニング ……… 21
⑨個人防護具 ……… 24

II 各論 感染症と感染対策

①呼吸器感染症
　i インフルエンザ　30／ii マイコプラズマ感染症　34／iii 百日咳　37／
　iv 誤嚥性肺炎　39／v 結核　43／vi ヒト・メタニューモウイルス　49／
　vii RSウイルス　53／viii 水痘・帯状疱疹　61／ix 麻疹　72
②消化器感染症
　i ノロウイルス　82／ii クロストリジウム・ディフィシル感染症　88
③皮膚感染症
　i 疥癬　90
④耐性菌感染
　i MRSA　98／ii バンコマイシン耐性腸球菌（VRE）　106／
　iii 多剤耐性緑膿菌（MDRP）　114

補足

平常時の環境の整備 ……… 122
血液・体液の処理 ……… 127

索引 ……… 136

執筆者一覧

〈編　者〉

吉田正樹　　　　東京慈恵会医科大学 感染制御科 教授

〈執筆者〉

菅野みゆき　　　東京慈恵会医科大学附属柏病院 感染対策室 副室長
清水昭宏　　　　東京慈恵会医科大学 感染制御部 助教
和田靖之　　　　東京慈恵会医科大学附属柏病院 小児科 教授
堀野哲也　　　　東京慈恵会医科大学附属柏病院 感染制御部 診療部長
宗像結花子　　　社会福祉法人かながわ共同会 愛名やまゆり園 看護課 看護課長
福岡君代　　　　社会福祉法人かながわ共同会 厚木精華園 支援部看護課 看護課長

I 総論
感染症発生時の対応

①感染症の発生状況の把握

②感染拡大の防止

③行政への報告

④施設の特殊性と感染対策

⑤標準予防策

⑥感染源対策

⑦感染経路別予防策
　（空気感染・飛沫感染・接触感染対策）

⑧ゾーニング

⑨個人防護具

1 感染症の発生状況の把握

▶感染症の発生状況の把握と報告の流れを認識する（図1）。
▶日常から入所者の健康状態を観察・把握し、有症状者の増加を早期に察知する。
▶日常的に発生しうる割合を超えて、有症状者が出た場合には、アウトブレイクを考える。
▶サーベイランスシートに記入し、流行曲線を作成する。

図1 ▼ 感染症の発生状況の把握と報告

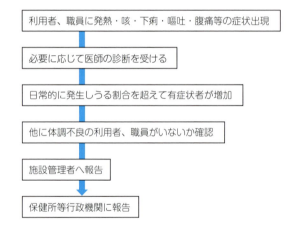

1）早期発見の方策

　感染症の早期発見には、日常から入所者の健康状態を観察・把握し、サーベイランスシート（表1）に記録（症候群サーベイランス）しておくことが重要である。日常的に発生しうる割合を超えて次のような症状が出た場合には、アウトブレイクを考え、速やかに対応しなければならない。
　・留意すべき症状：発熱、嘔吐、下痢、腹痛、咳、発疹
　ある施設での症候群サーベイランスを表2に示した。1月9日に発熱

表1 ● サーベイランスシート

区分	No	氏名 (イニシャル)	年齢	病棟・病室 (職員は職種等)	月 日( )	月 日( )	月 日( )	月 日( )	月 日( )	月 日( )	月 日( )	備 考
	1											
	2											
	3											
	4											
	5											
	6											
	7											
	8											
	9											
	10											
	11											
	12											
	13											
	14											
	15											
	16											
	17											
	18											
	19											
	20											
計												
総計												

感染症名 _____

● 下痢　　○ 下痢症状消失
▲ 嘔吐　　△ 嘔吐症状消失
■ 発熱　　□ 発熱症状消失

者が急増している。

　流行曲線（図2）を描いてみると、アウトブレイクであることが分かる。このように日常から発熱、嘔吐、下痢、腹痛、咳、発疹などの有症状者の数を把握することがアウトブレイクの早期発見につながる。また、類似施設で発生した過去の事例を分析しておくことも、感染症発生時の対応に役立つ。

2）感染症の疑いと対応

　介護職員は、利用者の健康状態の異常を発見したら、すぐに医療スタッフに報告し必要に応じて医師の診断を受け、感染症である場合は拡大防止に努める。

3）感染症発生状況の把握と対策

　感染症やそれが疑われる状況が生じた場合には、有症状者の状況やそれぞれに講じた措置等を記録する。
①利用者と職員の健康状態（症状の有無）を、発生した日時や階（あるいはユニット）及び居室ごとにまとめる。
②受診状況と診断名、検査、治療の内容を記録する。
③介護職員は、医療スタッフと連携して施設で策定した感染対策マニュ

表2 ● A施設の症候群サーベイランス

日付	発熱（人）グラフ表示	咳（人）グラフ表示	下痢（人）グラフ表示	嘔吐（人）グラフ表示	皮疹（人）グラフ表示
2015/01/12	1	0	0	1	0
2015/01/11	2	0	2	1	0
2015/01/10	9	0	2	0	0
2015/01/09	6	0	5	2	0
2015/01/08	1	0	0	0	0
2015/01/07	2	0	0	1	0
2015/01/06	1	0	1	1	0
2015/01/05	1	0	1	0	0
2015/01/04	1	0	0	0	0
2015/01/03	0	0	1	0	0
2015/01/02	1	0	0	0	0
2015/01/01	2	0	0	0	0

■：背景が左の色で表示された場合は、該当症状の発症者が急増している

図2 ● 流行曲線（発熱者数の推移）

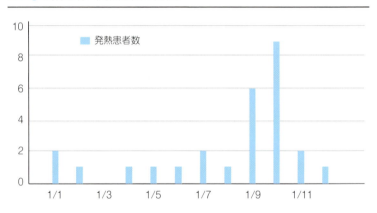

アルに従い、速やかに感染対策を実施するとともに、感染対策担当者に報告し、感染対策担当者は施設長に報告する。

——— 吉田正樹

2 感染拡大の防止

- 感染症が発生していない平常時から標準予防策（p.11）を徹底する。
- 感染症発生時には、感染経路別予防策（p.16）（接触予防策、飛沫予防策、空気予防策）を行う。
- 感染症患者を迅速に、的確に診断する。
- 迅速に感染拡大の防止（感染源隔離・感染経路遮断）に努める。
- 周囲の介護職員や利用者の健康状態を把握し、管理する。

1）感染症が発生していない平常時の対策

平常時から感染対策委員会の設置、感染対策のための指針・マニュアルの整備、利用者の健康管理、職員の健康管理、職員研修などの感染管理体制を確立しておくことが必要である。

施設内の清掃・消毒などの衛生管理、介護・看護ケア時の標準予防策や手指衛生、利用者の手指衛生などの感染対策を行う。特に平常時から標準予防策を徹底し、誰しもが何らかの感染症を持っている可能性を考慮し、血液、体液、排せつ物などは感染性があるものとして取り扱う。

2）感染症が発生した場合の対策

①体調不良者の発生

利用者や介護職員の体調不良時には、速やかに医療機関を受診し、感染症であるかの診断を迅速に受けることが重要である。

②迅速な感染拡大の防止（感染源隔離・感染経路遮断）

感染症の発生、又は発生が疑われる状況が生じたとき、医療スタッフは周囲への感染防止を考慮した介護や消毒等の衛生管理について介護職員に対し指導し、感染拡大を防止する。

- 感染症発生時は、手洗いやマスクの着用などを徹底し、嘔吐物・排泄物等の適切な処理を行う職員を媒介して感染を拡大させないように注意する。
- 入所者にも手洗い、うがいを徹底させる。

図 ❼ 感染成立するための三大因子と感染対策

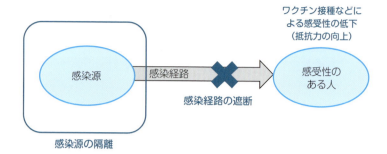

- 病原体で汚染された機械や器具、環境の消毒は、病原体の特徴に応じて適切かつ迅速に行い、汚染拡散を防止する。
- 消毒薬は、病原体の種類を考慮し、適切な消毒薬を選択する。
- 医療スタッフの指示を仰ぎ、必要に応じて施設内の消毒を行う。
- 医療スタッフの指示により、必要に応じて、感染した入所者の隔離などを行う。

③周囲の介護職員や利用者の健康状態の把握、健康管理

利用者の健康状態を把握、管理するとともに、介護職員自身の健康管理を徹底する。健康状態によっては休職とすることも検討する。

④面会、入所の制限

感染症の拡大防止のために、来訪者、面会者に対して利用者との接触を制限する必要性を判断する。制限する必要があると判断した場合は、施設長に状況を報告し、制限する。

⑤行政機関への報告、行政機関からの指導

施設長は、利用者の診断結果や医療スタッフや介護職員からの報告による情報等により、施設全体の感染症発生状況を把握し、保健所等の行政機関に報告・相談し、助言を得る。

———— 吉田正樹

3 行政への報告

　施設長は、次のような場合、迅速に市町村等の施設主管部局に報告し、同時に保健所にも報告し対応の指示を求める。

・同一の感染症や食中毒による、またはそれらが疑われる死亡者や重篤患者が1週間以内に2名以上発生した場合
・同一の感染症や食中毒の患者、またはそれらが疑われる者が10名以上又は全利用者の半数以上発生した場合
・上記以外の場合であっても、通常の発生動向を上回る感染症等の発生が疑われ、特に施設長が報告を必要と認めた場合

　報告内容は、①感染症又は食中毒が疑われる利用者の人数、②感染症又は食中毒が疑われる症状、③上記の利用者への対応や施設における対応状況等である。

　市町村等の施設主管部局への報告用紙書式は、自治体によって異なるため、所属の市町村等のホームページ等から入手する。対象となる社会福祉施設等は、養護老人ホーム、特別養護老人ホーム、軽費老人ホーム、老人デイサービス事業を行う事業所、老人デイサービスセンター、老人短期入所事業を行う事業所、老人短期入所施設、老人福祉センター、認知症グループホーム、生活支援ハウス、有料老人ホーム、介護老人保健施設、介護療養型医療施設などである。

吉田正樹

4 施設の特殊性と感染対策

1）高齢者施設の特殊性と集団感染

　高齢者施設は病院と自宅の中間的な施設であり、居室、浴室、トイレなどが共用で、食堂やリビングなどで共同生活を送る。職員では医師、看護師は少なく、介護職員が多いことも特徴である。入所者は入れ替わりが少なく、長期に入所する者がほとんどである。よって、入所者が感染症を持ち込むのは外出、外泊後がほとんどである。また、ショートステイ利用者、面会者、職員などが感染症を持ち込むことも多い（図1）。この持ち込まれた感染症による集団感染が一番の問題になる。

図1 ▼ 高齢者施設における感染症の持ち込み

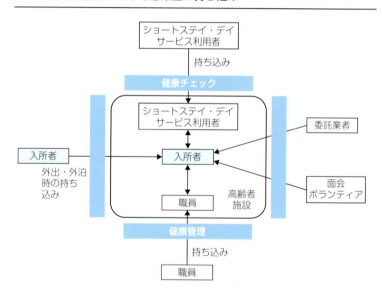

　高齢者施設にて集団感染を起こす可能性がある感染症を表1に示す。特に注意を要するのが、ノロウイルス胃腸炎とインフルエンザである。ノロウイルス胃腸炎やインフルエンザは、施設内でのアウトブレイクの報告が多数ある。一般にノロウイルス胃腸炎は軽症で終わることが多いが、高齢者の場合、脱水になりやすく、嘔吐物による窒息や誤嚥性肺炎

表1 集団感染を起こす可能性がある感染症

接触感染（経口感染含む）	食中毒、ノロウイルス胃腸炎、薬剤耐性菌、クロストリジウム・ディフィシル腸炎、疥癬、腸管出血性大腸菌感染症
飛沫感染	インフルエンザ、RSウイルス感染症、ヒト・メタニューモウイルス感染症、マイコプラズマ肺炎
空気感染	結核

のために重症化または死亡する場合もある。また、インフルエンザ後の肺炎合併も高齢者に多く、重症化する症例がある。RSウイルス感染症やヒト・メタニューモウイルス感染症など小児に感染することの多い感染症も、高齢者施設でアウトブレイクが報告されている。職員の子供より職員が感染し、さらに職員より入所者が感染する場合がある。

2）感染症の早期発見と集団感染予防

高齢者施設では、入所者が感染症を持ち込むことは少なく、ショートステイ利用者、面会者、職員などが感染源となり感染症が持ち込まれることが多い。これらの者から感染を伝播しないように面会者の健康チェックをすることが大切である。特に職員は利用者の食事の介助など密接に接触するため、職員の健康管理も重要である。

職員や利用者の健康状態をチェックする有用な方法として症候群サーベイランスがある。症候群サーベイランスを行うことにより感染拡大を早期に発見でき、集団感染を予防する手助けとなる。2009年の新型インフルエンザ流行時に病院で働く職員を対象とした症候群サーベイランスを行い、健康状況を迅速に把握でき、早期にインフェクション・コントロール・チーム（ICT）が介入できたとの報告もある。症候群サーベイランスだけでは、その症候が何の感染症から起きているのかを診断することはできないため、次のステップとして感染症の診断が必要であるが、早期からの集団感染対応が可能となり予防に役立つものである。

3）症候群サーベイランス

症候群サーベイランスとは、毎日、発熱、咳、下痢、嘔吐、皮疹などの症状をチェックし、継続的に調査、監視、把握することで、当該症状利用者の急増と感染症の流行を早期に探知するシステムである（図2、3）。症候群サーベイランスでは、何らかの感染症の流行を探知できても、それが何の感染症であるかは断定できない。そのため、その後、感染症の診断を行うことが必要である。当該症状利用者が急増した際、迅

速に管理、予防を図ることが可能となる。

症候群サーベイランスは、インフルエンザ、ノロウイルス感染症、疥癬などのアウトブレイクを早期に発見できる可能性がある。感染症研究所疫学センターホームページのシステムを利用することが可能で、入力するとアウトブレイクの警告が発せられる。検査や器材は必要がなく、明日からできるサーベイランスである。

国立感染症研究所感染症疫学センター　症候群サーベランス

http://www.syndromic-surveillance.com/

図2　下痢患者のアウトブレイク

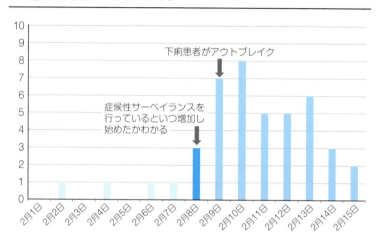

図3　症候性サーベイランス（下痢患者）

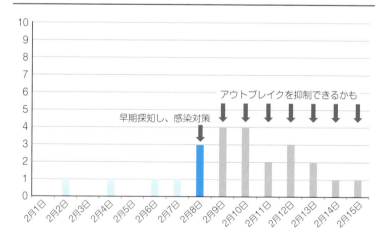

文献

1) 高齢者介護施設における感染対策マニュアル　平成25年3月．厚生労働省．
https://www.mhlw.go.jp/topics/kaigo/osirase/tp0628-1/dl/130313-01.pdf

吉田正樹

5 標準予防策

米国疾病管理予防センター（CDC）は病院感染対策のガイドラインとして、1985年にユニバーサル・プリコーション（Universal Precautions、一般予防策）を提唱した。これは接触感染をコントロールすることを目的としたものであったが、これを拡大し整理した予防策が、1996年に発表された標準予防策（スタンダード・プリコーション：Standard Precautions）である。

標準予防策は、患者から医療従事者へ、医療従事者から患者へ、患者から患者への病原体の伝播を防ぐための基本的な感染対策とされ、全ての患者の血液、体液（髄液、胸腹水等）、分泌物、排泄物（尿、便等）、傷のある皮膚、粘膜は感染性があるものとして取り扱うというものである。具体的には、手洗い、手袋の着用、マスク・ゴーグルの使用、エプロン・ガウンの着用、ケアに使用した器具の洗浄・消毒、環境対策、リネンの消毒などがある。

▶ この標準予防策は、病院内だけを対象としたものではなく、感染予防に一般的に適用すべき方策であり、高齢者介護施設などにおいても取り入れることが必要である。高齢者介護施設では、特に嘔吐物・排泄物の処理の際に注意が必要になる。

1）手指衛生

手指衛生は病院内、施設内での病原体の水平伝播を防止するために重要であり、特に適切なタイミングで行うことが効果的である。適切なタイミングとは、①患者に触れる前、②清潔・無菌操作の前、③体液に曝露された可能性のある場合、④患者に触れた後、⑤患者周囲の環境や物品に触れた後、の5つである。高齢者施設においても、手指衛生は重要であるが、清潔・無菌操作は少なく、体液に曝露されることも少ないので、日常的には利用者に触れる前と触れた後に手指衛生を行うことが重要である。一般的に手指衛生は、流水での手洗いよりもアルコール消毒による方が効果的であるとされているが、次の3つの場合は流水での手洗いが推奨される。①肉眼的に手が汚れている場合や血液、体液などで汚染されている場合、②エンベロープを有さないウイルスであり、アルコール消毒が無効とされているノロウイルスに汚染された場合やノロウイルス感染者との接触した場合、③クロストリジウム・ディフィシルや

炭疽菌などの芽胞を作る菌の場合である。手袋を着用しても、外す時に汚染される場合もあり、患者の血液、吐物、便等に触れた後には、石鹸と流水で20秒以上かけて、十分に手洗いすることが必要である。

2）個人防護具

　手に付着した病原体が経口的、経気道的に感染したり、皮膚の傷より感染する場合もあるため、血液、体液などの湿性生体物質に触れるときには、必ず手袋を着用する。手袋に小さな穴が開いている場合や、外すときに手が汚染される場合があるため、取り外した後にも必ず手洗いを行う。利用者の血液、体液等で衣服が汚染される可能性がある場合には、ガウンやプラスチックエプロンを着用し、脱ぐときは、汚染された表面を手で触れないように取り外す。利用者が嘔吐した場合、ノロウイルス等がエアロゾル化して周囲の人の鼻腔、口腔粘膜に付着するなど、飛沫曝露の可能性があるため、外科用マスクを装着する。空気感染の可能性がある場合は、N95マスクを使用する。ゴーグル・フェイスシールドも、血液や体液の飛散など介護職員等の眼・鼻・口腔の粘膜の汚染を守るために使用される。眼鏡使用の場合も、その上からゴーグル・フェイスシールドを使用する。

3）利用者の配置

　病院内や長期療養施設内において、インフルエンザやノロウイルス、耐性菌が患者や利用者から医療従事者、介護職員または他の患者、利用者へと感染が拡大することが問題となる。感染者は、病原体の伝播の可能性を考慮した配置にする必要がある。つまり、環境を汚染する可能性がある利用者は個室に隔離し、他の利用者への感染の伝播を防ぐ必要がある。接触感染、飛沫感染で伝播する危険性のある感染症の利用者は、入所、帰院させる際にも、原則として個室隔離が望ましい。複数の感染者が発生し、個室隔離が困難な場合には、大部屋に集めてコホートすることが勧められる。

4）利用者ケアに使用した汚染した器材・器具

　血液、体液で汚染された器材・器具は、血液や体液が周囲に飛散しないように運搬し洗浄する。プラスチックエプロンと手袋を必ず着用し、血液や体液が周囲に飛散する可能性があるときは、マスクやゴーグルも着用する。再使用する器材・器具は、有機物を除去するために洗浄を行い、その後に滅菌、消毒を行う。

5）環境の維持管理

利用者周囲の環境は汚染が残らないように清掃を行う。手がよく触れ病原体に汚染されやすい環境表面（ベッド柵、床頭台、ドアの取手、手すり、水道のコックなど）は、頻回に清掃する。特に汚染されやすいトイレの洗浄・消毒には注意を要する。ノロウイルスの場合、乾燥した室温下で28日以上生存し、洗浄後も20日以上カーペット内で生存が可能であったと報告されている。ノロウイルス感染者が嘔吐して環境が汚染された場合、吐物だけを処理してもウイルスは環境に残存し、乾燥するとウイルスが舞い上がり、空気感染を引き起こす可能性がある。そのため次亜塩素酸ナトリウムを用いて消毒を行う。このときも飛沫感染、接触感染を防御するために、手袋、マスク、ガウンを着用する。床やドアノブの消毒には200～1,000ppmの濃度を使用する。金属などに使用する場合は、腐食する可能性があるため、一定時間消毒後に水で拭きとる。

6）リネンと洗濯

利用者が感染症を発症している場合、寝具、タオル、寝衣などのリネン類は、病原体により汚染されている可能性が高い。ノロウイルス感染の場合、汚物を下洗いした後、次亜塩素酸ナトリウム200ppmに浸漬してから洗濯機で洗浄する。また、ノロウイルスは85℃1分間以上の処理で死滅するため、この温度に設定された熱水での洗浄やスチームアイロンでの処理も有効である。

7）おむつ交換

便の中に病原体が排泄される感染症がある。ノロウイルス感染の場合、便中に多量のウイルスが存在しており、おむつ交換時に高濃度のウイルスにより曝露される危険性がある。このために、交換したおむつは速やかに、次亜塩素酸ナトリウムが入ったビニール袋に処分する。

1) 高齢者介護施設における感染対策マニュアル　平成25年3月．厚生労働省．
https://www.mhlw.go.jp/topics/kaigo/osirase/tp0628-1/dl/130313-01.pdf

——————————————————————————————吉田正樹

6 感染源対策

　感染症が成立するためには3つの要素がある。つまり感染源、感染経路、感受性宿主である。病原体を増殖ないしは保持しているヒト、動物、昆虫、植物は、感染源になりうる。特に、院内感染や施設内感染では、①嘔吐物・排泄物（便・尿など）、②血液・体液・分泌物（喀痰・膿みなど）、③使用した器具・器材（注射針、ガーゼなど）、④ 上記に触れた手指で取り扱った食品などが感染源となりうる。感染源は感染の流行の起点となるため、流行阻止には感染源対策が重要である。

　インフルエンザやノロウイルス感染では、患者が感染源となる。また、患者との接触により家族や看護人が感染源となる場合もある。臨床症状はないが病原体を有し排泄している場合は保菌者として扱われる。保菌者は患者より排菌量は少ないが、行動に制限がなく排菌が長期にわたるため、公衆衛生上重要である。インフルエンザや麻疹は、発症前の潜伏期にウイルスを排泄している場合もあり注意を要する。腸チフス、赤痢のように疾患の回復期に菌が排泄される場合もある。

　感染源より接触感染、飛沫感染、空気感染などの経路で、感受性宿主に感染が伝播する（図1）。感染源を遮断するためには、その感染症がどのような感染経路で感染するかを理解しておくことが必要である。

図1 ▼ 感染経路

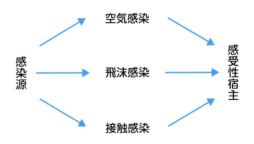

空気感染（airborne）：直径＜5μm、落下速度 0.06〜1.5cm/秒
飛沫核が長期間空中を浮遊→空気の流れにより広く飛散
飛沫感染（droplet）：直径≧5μm、落下速度 30〜80cm/秒
空中に浮遊し続けない→特別の空調・換気が不要

高齢者施設等の職員は、施設の外部との接触の機会が多いことから、施設に病原体を持ち込む可能性が高い。特に、介護職員や看護職員等は、日々の業務において入所者と密接に接触する機会が多く、入所者間の病原体の媒介者となる可能性が高いことから、日常からの健康管理が重要となる。感染者が発生したときは飛沫感染予防、接触感染予防のために個室に隔離となるが、感染者が多数いて個室収容が困難な場合は、同じ疾患を集めて部屋ごとに隔離する。

吉田正樹

7 感染経路別予防策
（空気感染・飛沫感染・接触感染対策）

▶ 感染症の原因となる微生物が人から人へ伝播していくには、おもに空気感染、飛沫感染、接触感染の3つの感染経路がある（図1、図2、表1）。この感染経路を遮断すべく、標準予防策に追加して感染経路別予防策を行う。感染経路別予防策には、空気予防策、飛沫予防策、接触予防策がある。

▶ いずれも、清掃員などを含むすべての職員が決められた対策を確実に実施する必要があるため、部屋の前にマークを表示するなど情報共有の方策をとることが望ましい。

図1 ▼ 感染経路

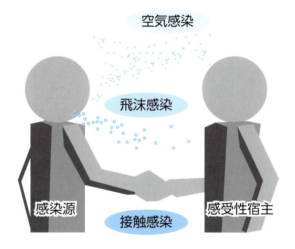

文献2）より改変

表1 ▼ 感染経路

空気感染	患者の咳やくしゃみで飛散する飛沫の水分が蒸発すると飛沫核となる。空気感染は、菌やウイルスが付着した飛沫核を吸い込むことで感染する。飛沫核は空中に長時間浮遊し、空気の流れによって広範囲に拡散する可能性がある。
飛沫感染	患者の咳やくしゃみで飛散する飛沫を吸い込むことで感染する。飛沫は水分を含んでいるので1mほどで床に落下する。
接触感染	患者に直接接触する、あるいは物品や環境を介して間接的に接触することにより感染する。

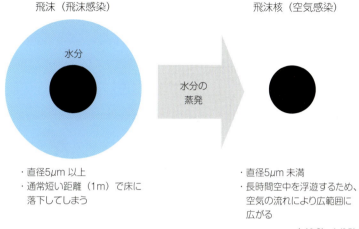

図2 ▼ 飛沫と飛沫核の違い

飛沫（飛沫感染）
・直径5μm以上
・通常短い距離（1m）で床に落下してしまう

飛沫核（空気感染）
・直径5μm未満
・長時間空中を浮遊するため、空気の流れにより広範囲に広がる

文献2）より改変

1）空気予防策

①対象となる感染症

結核、水痘（播種性帯状疱疹を含む）、麻疹。

②感染者の配置

陰圧空調を備えた（周囲の区域より陰圧になるよう管理された）個室を使用するのが原則であるが、高齢者施設では設置がないことが多い。陰圧空調がなくても個室を使用し、他の入所者と空間を分けることが重要である。ドアは常に閉めておく。

③個人防護具

感染者と接触する際に、職員は3M™ N95微粒子用（以下N95）マスクを着用する（図3）。N95マスクは顔に合うサイズのものを選択し、漏れがないようしっかり密着させる。N95マスクは病室の中に入る前に装着し、病室の外に出てからはずすことを徹底する。咳やくしゃみが激しい場合は、標準予防策に基づき、手袋、エプロン（またはガウン）を着用する。

水痘、麻疹の場合は、職員に抗体があれば感染することはないためN95マスクを使用する必要はない（ただし他の入所者への感染を広げないために感染者の個室への収容は必要である）。職員は、入職時に水痘と麻疹、その他風疹や流行性耳下腺炎について抗体価検査を行い、抗体がない場合はワクチンを接種しておくことが望ましい。

④感染者の移送

感染者の移送は必要最小限とする。移送時は、飛沫の拡散を防ぐため

図3 3M™ N95微粒子用マスクの正しい着脱方法

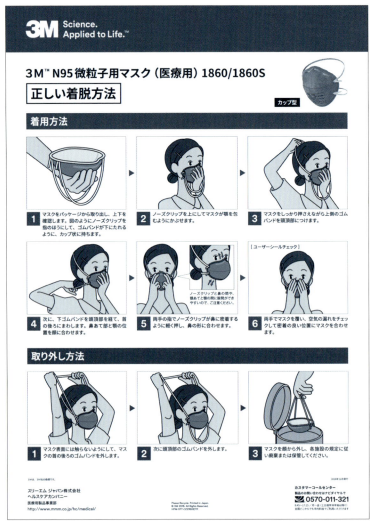

画面提供：スリーエム ジャパン株式会社
https://multimedia.3m.com/mws/media/1508056O/hpm-577.pdf

感染者にサージカルマスクを着用してもらう。N95マスクは病原体を吸い込まないために使用するものであるため、感染者には用いない。

⑤感染者に使用した病室や器具の消毒

感染者に使用した居室は、十分に換気する。居室に対して特別な消毒は必要ない。痰が付着したティッシュはビニール袋に密封して、感染性廃棄物として処理をする。感染者に使用した器具、リネン類についても特別な処理は必要なく、標準予防策でよい。消毒アルコールによる清拭や次亜塩素酸ナトリウムによる浸漬消毒が有効である。

2）飛沫予防策

①対象となる感染症
インフルエンザ、マイコプラズマ感染症、百日咳、ヒト・メタニューモウイルス感染症、風疹、流行性耳下腺炎など。

②感染者の配置
個室収容が望ましい。特にインフルエンザなど感染拡大の危険が高い感染症は個室の使用を優先させる。個室が確保できない場合は、他の入所者との間をカーテンなどで仕切り、1m以上の距離をあける。同じ病原体を保有している感染者が複数発生した場合は同室にする。部屋のドアは開けておいてもよい。

③個人防護具
感染者と接触する際に、職員はサージカルマスクを着用する。サージカルマスクは鼻から顎までをしっかり覆い、顔に密着させる。咳やくしゃみが激しい場合は、標準予防策に基づき、手袋、エプロン（またはガウン）を着用する。

④感染者の移送
感染者の移送は必要最小限とする。移送時は、飛沫の拡散を防ぐため感染者にサージカルマスクを着用してもらう。

⑤感染者に使用した病室や器具の消毒
感染者が使用した病室や検査室に対して特別な消毒は必要ないが、咳や痰による飛沫には病原体が含まれており、環境から接触感染を起こす可能性も否定できないことから、飛沫が付着した可能性がある場所はよく清掃し、アルコールで清拭消毒を行う。痰が付着したティッシュはビニール袋に密封して、感染性廃棄物として処理をする。感染者に使用した器具、リネン類についても特別な処理は必要なく、標準予防策でよい。消毒アルコールによる清拭や次亜塩素酸ナトリウムによる浸漬消毒が有効である。

3）接触予防策

①対象となる感染症
ノロウイルス胃腸炎、クロストリジウム・ディフィシル感染症、疥癬、耐性菌感染症（MRSA、VRE、MDRPなど。耐性菌の場合は感染症を発症していない保菌の状態も対象となる）、流行性角結膜炎など。

②感染者の配置
個室収容が望ましい。個室が確保できない場合は、他の入所者との間

をカーテンなどで仕切り、1m以上の距離をあける。同じ病原体を保有している患者が複数発生した場合は同室にする。部屋のドアは開けておいてもよい。

③個人防護具

感染者と接触する際に、職員は手袋、ガウン（またはビニールエプロン）を着用する。部屋に入る前に着用し、退室時に必ず外す。手袋、ガウンは使用ごとに交換する（使い捨てとする）ことが望ましい。

④感染者の移送

感染者の移送は必要最小限とする。移送時は、新しい手袋、ガウン（またはビニールエプロン）を着用する。ノロウイルス、クロストリジウム・ディフィシルであれば嘔吐物や排泄物で周囲を汚染することのないよう対策をとる。耐性菌であれば、菌が検出されている部位を覆い周囲への拡散を防ぐ。

⑤感染者に使用した病室や器具の消毒

居室などの環境については、感染者が触れた場所を中心に清拭消毒を行う。血圧計、聴診器、体温計など、感染者に直接触れる器材は患者専用にすることが望ましく、他の入所者に使用する場合は消毒を行う。ノロウイルス、クロストリジウム・ディフィシルはアルコールの効果が低いため、次亜塩素酸ナトリウムを使用する。

文献

1) 満田年宏：隔離予防策のためのCDCガイドライン2007．メディカ出版，2007．
2) 向野賢治：院内感染の標準的予防策．日医雑誌．第127巻第3号．2002；340-346．
3) 坂本史衣：基礎から学ぶ医療関連感染対策　改訂第2版．南江堂，2013．

菅野みゆき

8 ゾーニング

> ゾーニングとは、施設内を区域で分けることをいう。高齢者施設においては、主に施設内の清浄度に基づくゾーニングと、感染性の病原体を保有している患者と他の入居者を分けるゾーニングがあり、感染対策に活用できる。

1）清浄度に基づくゾーニング

施設の中で清浄度の高い場所（清潔エリア）として、居室や食堂があげられる。医療処置を行う処置室などがあれば、そこが最も清浄度が高い場所となる。トイレや汚物の処理を行う場所（不潔エリア）は、病原微生物で汚染されやすく、感染症の原因となりうるため、清潔エリアとは区域を分ける。また、動線や使用する物品が、清潔エリアと交差しないように管理することが必要である。例えば、居室とトイレでは清掃用具を分ける、汚物処理室で使用した手袋を着用したまま居室に入らない、などである。

2）感染性の病原体を保有している入居者のゾーニング

①患者ゾーン

人間は多くの微生物を保有している。入居すると、入居者の周囲は入居者の微生物で汚染される。このため、感染対策は入居者本人のみならず、ベッド周囲の環境を含めて考える必要がある。入居者の微生物で汚染される可能性のあるベッド周囲環境を「患者ゾーン」としてとらえると、他から患者ゾーンへ微生物を持ち込まないこと、また、他の場所へ微生物を持ち出さないことが、感染経路を遮断することになる。

例えば、患者ゾーンに入る前に手指衛生を行う（手指に付着した微生物を持ち込まない）、患者ゾーンを出るときに手指衛生を行う（持ち出さない）などになる。患者ゾーンは、個室の場合はドアの中、多床室の場合は仕切りのカーテンやパーテーションの中などと設定するとわかりやすい（図1）。

②感染症におけるゾーニング

接触予防策では手袋、エプロン（ガウン）を着用するが、どこで着用

図1 ▼ 多床室ゾーニングの例

となりのベッドとの区域にテープを貼り、患者ゾーンを明確にしている

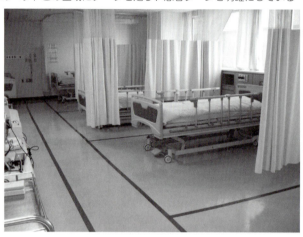

し、どこではずすのかを明確にすることが重要である。感染者の周囲環境も病原微生物で汚染されている可能性があるため、入室時に着用し、退室前に外して廃棄する必要がある。患者ゾーンの考え方を活用することができる（図2）。

コホート（Cohorting）とは、同じ感染症を発症している、または同じ耐性菌を保有している入居者を、多床室や病棟全体を使用して集団で区域を分ける方法である。個室収容が必要な患者が複数発生した場合に活用できる。コホートの区域ごとに対応する職員を分けることも、感染拡

図2 ▼ 接触予防策におけるゾーニングの例

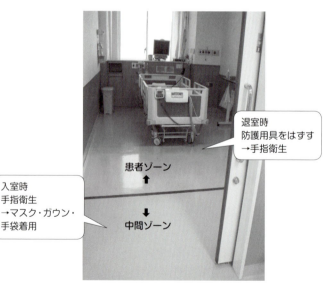

大防止に有効である。

1) 満田年宏：隔離予防策のためのCDCガイドライン2007．メディカ出版，2007．
2) 坂本史衣：基礎から学ぶ医療関連感染対策　改訂第2版．南江堂，2013．

——— 菅野みゆき

9 個人防護具

▶ 標準予防策に基づき、感染症の有無にかかわらず、湿性生体物質(血液、体液、排泄物、粘膜、損傷のある皮膚)に接触する際は、個人防護具を着用する。個人防護具使用の目的は、職員を介した感染の広がりを防ぐこと、職員を感染から守ることである。

1) 手袋

①使用が必要なとき

- 湿性生体物質に触れるとき。
- 湿性生体物質で汚染された器具や環境に触れるとき。
- 職員の手に傷や炎症があるとき。
- 接触予防策が必要なとき。

②使用時の注意

- 使用前の手袋を汚染しないよう、手指衛生を行ってから、入居者に使用する直前に手袋を着用する。
- 手袋で触れる範囲を限定する(むやみにいろいろな場所に触れない)。
- 使用後は、汚染面に触れないように注意してはずし(図1)、はずした

図1 ▼ 手袋のはずし方

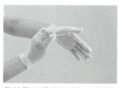

①外側の部分を持ち、裏返すように(汚染面が内側になるように)しながらゆっくりはずす

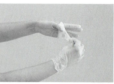

②手袋をしている手で、はずした手袋を握る

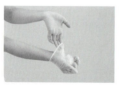

③手袋の外側に触れないように、もう片方の手袋の内側をつかむ

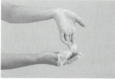

④裏返すようにしながら手袋を引いていき、持っている手袋を一緒に包み込むようにはずす

後は手指衛生を行う。手袋にはピンホールが開いている可能性があり、また手袋をはずすときに手を汚染しやすいため、はずした後の手指衛生は重要である。
- 手袋を洗ったり消毒したりして再使用しない。
- 手袋は患者ごとに交換する。また、同じ入居者でも血液や排泄物に触れた場合は、その都度交換する。

2) ビニールエプロン、ガウン

①使用が必要なとき
- 職員の着衣や地肌が湿性生体物質に接触するとき。
- 接触予防策が必要なとき。

②使用時の注意
- 可能なかぎり使い捨てのエプロン、ガウンを使用することが望ましい。
- 使用前のビニールエプロン、ガウンを汚染しないよう、手指衛生を行ってから、入居者に使用する直前に着用する。
- 首、腰のひもはしっかりと結ぶ。
- 使用後は汚染面に触れないように注意してはずし（図2、図3）、はずした後は手指衛生を行う。
- ビニールエプロン、ガウンは入居者ごとに交換する。使用したエプロンを着用したまま他の業務をしない。
- 同じ入居者であっても、毎回交換する（使い捨てとする）ことが望ましい。

図2 ビニールエプロンのはずし方

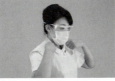
①首のひもを引っ張り、切る

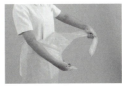
②腰ひもの高さまで胸部分を前に垂らす

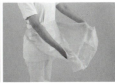
③左右の裾を内側から持つ

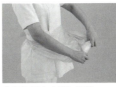
④汚染面を内側に折り込むように下から巻き上げる

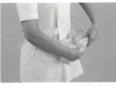
⑤腰まで巻き上げたら、後ろのひもを引っ張り切ってはずす

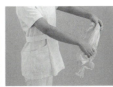
⑥身体から離し、小さく丸めて廃棄する

図3 ビニールガウンの着脱方法

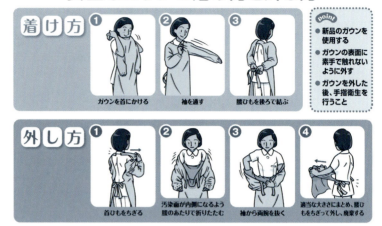

画像提供：サラヤ株式会社

3) マスク、ゴーグル、フェイスマスク

①使用が必要なとき

・職員の顔に湿性生体物質が飛散する可能性があるとき。

・職員に咳やくしゃみがあるとき。

・飛沫予防策が必要なとき。

②使用時の注意

・使用前のマスク、ゴーグルなどを汚染しないよう、手指衛生を行ってから着用する。

・顔にしっかりフィットさせる（図4）。

・湿ったり汚染したら交換する。

・使用後は汚染面に触れないように注意してはずし（図4、図5）、はずした後は手指衛生を行う。

図4 ▼ マスクの着用方法とはずし方

着用方法

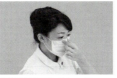
①鼻の形にワイヤーを合わせる

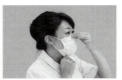
②プリーツを伸ばして顎までしっかり覆う

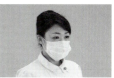

はずし方

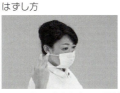 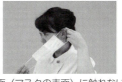 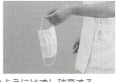

マスクをはずすときは、汚染面（マスクの表面）に触れないようにはずし破棄する

図5 ▼ ゴーグルのはずし方

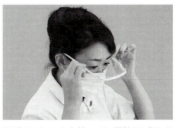 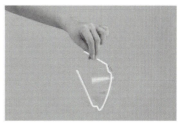

両手でフレームを持って、汚染面（アイシールド表面）に触れないようにはずす

図6 ▼ 個人防護具着脱の順番

個人防護具を着用する順番

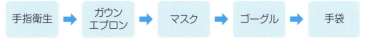

手指衛生 → ガウンエプロン → マスク → ゴーグル → 手袋

手袋は最後に（患者に使用する直前に）着用する

個人防護具を外す順番

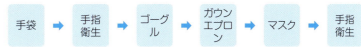

手袋 → 手指衛生 → ゴーグル → ガウンエプロン → マスク → 手指衛生

手袋は最も汚染されているため、一番はじめにはずす

表1 ケアに必要な個人防護具の種類

	手袋	エプロン・ガウン	マスク	ゴーグル
おむつ交換	○	○	△	△
口腔ケア・吸引	○	○	○	○
嘔吐物の処理	○	○	○	△
耐性菌検出患者のケア	○	○	△	△
器材の洗浄	○	○	○	○

○必要　△必要に応じて使用する

文献

1) 満田年宏：隔離予防策のためのCDCガイドライン2007．メディカ出版，2007．
2) 坂本史衣：基礎から学ぶ医療関連感染対策　改訂第2版．南江堂，2013．
3) 高齢者介護施設における感染対策マニュアル　平成25年3月．平成24年度厚生労働省老人保健事業推進費等補助金．厚生労働省ホームページ．
http://www.mhlw.go.jp/topics/kaigo/osirase/tp0628-1/dl/130313-01.pdf

菅野みゆき

II 各論
感染症と感染対策

①呼吸器感染症
- i インフルエンザ
- ii マイコプラズマ感染症
- iii 百日咳
- iv 誤嚥性肺炎
- v 結核
- vi ヒト・メタニューモウイルス
- vii RSウイルス
- viii 水痘・帯状疱疹
- ix 麻疹

②消化器感染症
- i ノロウイルス
- ii クロストリジウム・ディフィシル感染症

③皮膚感染症
- i 疥癬

④耐性菌感染
- i MRSA
- ii バンコマイシン耐性腸球菌（VRE）
- iii 多剤耐性緑膿菌（MDRP）

1 呼吸器感染症

i インフルエンザ

インフルエンザの基本

症状：突然の発熱、悪寒、筋肉痛、頭痛。
潜伏期間：18～72時間。
感染経路：接触・飛沫感染、時に空気感染が疑われる事例がある。

POINT

- 迅速診断キットが有用であるが、発症後、時間が経っていないと陽性にならないことがある。
- 施設内で感染者が発症した場合、感染源を特定し、有効な感染対策を行う。
- 発症1日前～発症5日後まで、ウイルスを排泄しており、感染対策、予防投与の対象となる。
- 手洗い、サージカルマスクなどの接触感染対策、飛沫感染対策で、感染経路を遮断することが重要である。
- 基礎疾患を持つ者や高齢者が、インフルエンザ患者と接触した場合、ノイラミニダーゼ阻害薬の予防投与を行う。

1 感染を疑う症状

　突然の発熱（38℃以上）が出現し、悪寒、全身倦怠感、筋肉痛、関節痛、頭痛などの全身症状を呈し、時に咽頭痛、咳嗽、鼻汁、鼻閉などの上気道炎症状を伴う。高齢者の場合、発熱が顕著でない場合もあり、注意を要する。腹痛、嘔吐、下痢などの消化器症状を伴う場合もある。潜伏期は、通常18～72時間（時に7日まで）で、感染者がウイルスを排泄する時期は、発症の前日から症状が消失して2日後（発症後5日後ぐらい）までとされている。

　インフルエンザは冬季に流行する（A型は、12月～3月ごろ、B型は1月～4月ごろに流行する）。この流行時期にこれらの症状が出現したときに、インフルエンザが疑われる。インフルエンザの症状は、5日ほど続き、気管支炎や肺炎を合併しやすく、重症化することもある。

▶2 診断のための検査

インフルエンザの診断には、迅速抗原検査、抗体検査、PCR法などの遺伝子検査などが行われるが、高齢者施設などの臨床現場では、迅速抗原検査が汎用されている。迅速抗原検査では、綿棒を用いて鼻腔ぬぐい液を採取し行われる。発熱等の発症から短期間では、インフルエンザであっても迅速抗原検査では陰性であることがあるため、発症早期には陰性であってもインフルエンザを否定することはできない。このような場合、翌日に再度検査を行うと陽性が確認できることもある。

▶3 施設内における感染経路

インフルエンザウイルスは、主に咳、くしゃみなどによる飛沫感染で伝播するが、ウイルスに汚染された手を介する鼻粘膜への接触感染の場合もある。時により空気感染（飛沫核感染）の関与も考えられる場合もある。

1）外泊・外出時の感染

利用者が、外出・外泊後にインフルエンザを発症した場合は、外出・外泊時に接触した人より感染した可能性が高い。インフルエンザ流行時の外出には、サージカルマスクなどを着用し、帰院後は手洗い、うがいを行うことも重要である。

2）面会者・職員からの感染

外出・外泊をしていないにもかかわらず、インフルエンザを発症した場合は、面会者などの施設職員以外の人との接触の有無、施設職員のインフルエンザの発症者の有無を調べて、感染経路を明らかにする必要がある。職員が家族や周囲の人からインフルエンザに罹患し、さらに利用者に伝播することも多いため、職員の体調管理には十分注意が必要となる。感染源が明らかになった場合は、ほかの利用者との接触を調査し、発症する可能性を考えて、個室隔離などの対応が必要である。

3）感染経路が不明な場合

感染源が不明で、突然利用者にインフルエンザが発症した場合、利用者、職員、面会者の中に感染源であるが症状がほとんどない、または軽

い者がいる可能性がある。そのような症状の軽い者が、ウイルスを排泄している場合、ほかの利用者にもインフルエンザを発症する可能性がある。軽い症状でも病院などを受診し、インフルエンザ検査を受けることが勧められる。

4 感染対策

1）流行前の対策

インフルエンザの流行前の11月には、利用者、職員などのワクチン接種を推進する。流行前より利用者、面会者、職員に対して、インフルエンザの流行と感染対策について啓発を行うことが重要である。高齢者や基礎疾患のある者がインフルエンザ感染者と接触した場合、抗インフルエンザ薬の予防内服を行うが、本人が承諾する能力がない場合には、あらかじめ家族に承諾を得ておくことが必要となる。

2）流行時の対策

インフルエンザ流行時、面会者や職員は手指衛生、マスクを着用し、面会前、勤務前の体温測定も大切である。発熱を認めるときは、面会、勤務は行わず、病院などを受診し、インフルエンザのチェックを行うことも必要である。特に家族内にインフルエンザ発症者がいるときに発熱した場合、インフルエンザの可能性は高く、検査を要する。市中のインフルエンザの流行状況によっては、面会の制限を行った方がよい場合もある。利用者、職員の症候群サーベイランスを行い、早期に発熱者を察知し、インフルエンザ検査に繋げることも早期発見に有用である。

3）施設内発生時の対策

- **職員の休職、利用者の隔離**

 利用者や職員にインフルエンザが発症した場合、職員は休職、利用者は隔離を必要とする。発症後3～5日間はウイルスを排泄しているため、職員は発症後5日及び解熱後2日を経過してから職場復帰するのが適切である。利用者の場合も発症後5日及び解熱後2日を経過するまでは、個室隔離を行うことが適切である。

- **感染経路の特定、感染経路の遮断**

 利用者に突然、インフルエンザが発生した場合、どこから感染したのかを探求する必要がある。感染経路が不明なインフルエンザ発症者が多

数出現した場合は、同じ病棟の全利用者に抗インフルエンザ薬の予防内服を行う場合がある。

・**抗インフルエンザ薬の予防投与**

心疾患、肺疾患、腎機能障害、代謝疾患などの慢性疾患を有する者や高齢者は、インフルエンザに罹患すると重症化しやすいため、インフルエンザ発症者に接触した場合は、抗インフルエンザ薬を使用することが必要である。インフルエンザウイルスは、発症1日前より排泄しているため、発症1日前からの接触者をリストアップし、予防投与を行う。現在、予防投与に使用できる薬剤は、リン酸オセルタミビル（タミフル®）経口薬、ザナミビル水和物（リレンザ®）吸入薬、ラニナビルオクタン酸エステル水和物（イナビル®）吸入薬があるが、吸入をしっかりできない利用者にはタミフルが使用される。用法用量は、治療時と予防投与時では違いがあり、注意を要する（表1）。また、抗インフルエンザ薬の種類やその服用の有無にかかわらず、インフルエンザ罹患時には異常行動を発現することがある。

表1 インフルエンザ治療薬

一般名（商品名）	治療	予防投与	注意事項
リン酸オセルタミビル（タミフル®）経口薬	成人及び37.5kg以上の小児：1回75mgを1日2回5日間	接触後48時間以内に投与開始。成人：1回75mgを1日1回7〜10日間	高度の腎機能障害患者には容量調整が必要である
ザナミビル水和物（リレンザ®）吸入薬	成人及び小児：1回10mg（5mgブリスターを2ブリスター）を1日2回5日間	接触後36時間以内に投与開始。成人：1回10mg（5mgブリスターを2ブリスター）を1日1回10日間	気管支喘息、慢性気道閉塞性疾患患者への投与は注意が必要である
ラニナビルオクタン酸エステル水和物（イナビル®）吸入薬	成人及び10歳以上の小児：40mgを単回吸入投与	接触後48時間以内に吸入開始。成人及び10歳以上の小児：20mgを1日1回2日間	

文献

1) 東京都新たな感染症対策委員会：東京都感染症マニュアル2018.

吉田正樹

1 呼吸器感染症

ii マイコプラズマ感染症

マイコプラズマの基本

症状：乾性咳嗽、発熱、倦怠感。
潜伏期間：1～4週間（通常2～3週間）。
感染経路：飛沫感染。

POINT

- 乾性咳嗽は初発後3～5日から始まり、徐々に強くなり、解熱後も3～4週間は持続する。
- 潜伏期間は通常2～3週間で、病原体の排出は、発症前2～8日から発症後4～6週間以上（高いレベルは発症後約1週間）持続する。
- ペア血清で4倍以上の上昇をするか、シングル血清で補体結合反応（CF）64倍以上、間接赤血球凝集反応（IHA）320倍以上の抗体価が必要である。近年、迅速診断として、咽頭の抗原検査が有用である。
- 職員は休職、利用者は隔離が必要となり、最後の発症者から4週間は、新規発生に注意し、ほかの病棟の利用者とは接触を避けたほうがよい。

1 感染を疑う症状

　潜伏期は通常2～3週間で、呼吸器感染症として上気道炎、細気管支炎、気管支炎、肺炎などの病型を引き起こす。初発症状は、発熱、頭痛、全身倦怠感、咽頭痛などで、咳嗽は初発症状出現後3～5日から始まることが多く、乾性咳嗽である。その後、徐々に咳嗽が強くなり、解熱後も3～4週間持続する。喘息様気管支炎を発症することも多く、40％で喘鳴が認められる。その他、下痢、悪心などの消化器症状や肝機能障害、ほかに、中耳炎、無菌性髄膜炎、脳炎、膵炎、溶血性貧血、心筋炎、関節炎、ギラン・バレー症候群、スティーブンス・ジョンソン症候群など多彩な合併症を起こすことがある。

2 診断のための検査

確定診断には、患者の咽頭拭い液や喀痰よりマイコプラズマを分離する。PPLO培地を用いるが、早くても1週間程度かかる。しかし、培養困難な場合が多く、血清学的診断が行われることが多い。補体結合反応(CF)、間接赤血球凝集反応(IHA)にて、ペア血清で4倍以上の上昇をするか、シングル血清でそれぞれ64倍以上、320倍以上の抗体価が必要である。粒子凝集法(PA)、蛍光抗体法(IF)、あるいは酵素抗体法(ELISA)によるIgM、IgG抗体の検出も可能となっている。近年、迅速診断として、咽頭の抗原検査が有用である。核酸増幅法(PCR法)が開発されており、臨床的に有用性が高い。

3 施設内における感染経路

伝播様式は飛沫感染であり、家庭内感染、職場内感染や施設内感染が多い。特に施設の利用者への感染は、職員の家族(子供)から職員へ、さらに職員から利用者への経路が多い。施設の短期利用者が発症し、ほかの利用者や職員へ伝播する場合や、利用者が外泊・外出し感染した状態で戻る場合もある。気道からの病原体の排出は初発症状発現前2~8日からみられ、発症時にピークとなり、高いレベルが約1週間続いた後、4~6週間以上排出が続くとされている。

4 感染対策

感染経路を確認することが重要である。帰宅時や面会時に家族から感染する場合、施設の職員から感染する場合、ほかの利用者から感染する場合などが主な感染経路となる。もし、職員やほかの利用者で感染源を疑われる者がいれば、検査を行い、職員は休職、利用者は隔離が必要となる。最後の発症者から4週間は新規発生に注意し、ほかの病棟の利用者とは接触を避けたほうがよい。

1) 家族から利用者が感染した場合

帰宅時に家族より感染した場合は発症の利用者のみが感染源であるため、その利用者を隔離すれば感染経路は遮断でき、ほかの利用者への感染は予防できる可能性がある。しかし、発症後に迅速に隔離されていな

い場合、2～3週間はほかの利用者の発症に注意する必要がある。

2）職員が感染した場合

発症した職員と濃厚に接触した職員や利用者に感染伝播する可能性がある。この職員と無防備に接触した職員について、潜伏期間である2～3週間は呼吸器症状の出現に十分注意し、勤務中のマスク着用が推奨される。

3）感染源は不明で利用者が発症した場合

利用者が発症し感染源が不明であり、ほかの利用者から感染伝播したか、職員から伝播した可能性がある場合は、より慎重な対応が必要である。この場合、ほかの利用者への予防内服の検討も必要である。

5 治療

抗菌薬はペニシリン系やセフェム系などのβラクタム剤は効果がなく、マクロライド系やテトラサイクリン系、ニューキノロン系薬剤が用いられる。マクロライド系が第一選択となるが、近年、マクロライド耐性菌の増加が報告されており、学童期以降ではテトラサイクリン系、フルオロキノロン系の薬剤が使用される場合もある。

文献

1) 東京都新たな感染症対策委員会：東京都感染症マニュアル2018.

吉田正樹

1 呼吸器感染症

iii 百日咳

百日咳の基本

症状：最初に感冒様症状が出現し、1〜2週間後に咳が強くなり、咳発作が出現するようになる。
潜伏期間：通常5〜10日（最大3週間程度）。
感染経路：接触感染、飛沫感染で感染する。

POINT

- 成人において長期に咳嗽を認め、発作性反復性咳嗽、吸気性笛声、咳き込み後の嘔吐などの症状がみられる場合は、百日咳を疑う必要がある。
- 発症から4週間以内であれば培養検査か核酸増幅検査、4週間以降ならば抗体価測定で診断する。
- 職員の家族（子供）から職員が感染し、さらに利用者に伝播する感染経路が多い。
- 有効な抗菌薬療法開始後5日で百日咳菌は陰性となるため、5日間は飛沫予防策を行う。
- 濃厚接触者には、エリスロマイシンなどのマクロライド系薬剤の14日間の内服が推奨される。

1 感染を疑う症状

　小児では感冒様症状で始まるカタル期が約2週間持続し、続いて咳が強くなる痙咳期が2〜3週間持続する。痙咳期には、特有な発作性の5〜10回以上途切れない反復性咳嗽（スタッカート）、吸気性笛声（レプリーゼ）を認め、咳を繰り返した後で、最後に透明粘性痰を排出して発作が終わる。特有な咳は夜間に多く、咳き込み後の嘔吐、無呼吸、チアノーゼなども認める。成人においても、長期に咳嗽を認め、その頻度は低下するものの、発作性反復性咳嗽、吸気性笛声、咳き込み後の嘔吐などの症状がみられる場合は、百日咳を疑う必要がある。

2 診断のための検査

　発症から4週間以内であれば、培養検査（Bordet-Gengou培地）と核酸増幅検査（PCR法、LAMP法）、4週間以降ならば抗体価測定で診断する。核酸増幅検査は培養より感度がよく、LAMP法は保険適用でも検査できるようになった。抗体価測定による血清診断ではペア血清にて4倍以上の上昇が基本であるが、発症後4週間以上の咳で受診した場合は、すでに抗体価が上昇している症例も多い。シングル血清では40倍以上であれば有意である。

3 施設内における感染経路

　診断がついた時点ですでに感染力が強い時期が終わっている場合が多い。感染経路は飛沫感染、接触感染であり、職員の家族（子供）から職員が感染し、利用者に伝播する感染経路が多いと思われる。利用者が小児と接触する機会があれば直接伝播することもある。

4 感染対策

　有効な抗菌薬療法開始後5日で百日咳菌は陰性となるため、5日間は飛沫予防策を行う。百日咳が疑われる利用者が出現した場合には、迅速に個室に隔離する。家族内や保育施設内の濃厚接触者には、エリスロマイシンなどのマクロライド系薬剤の14日間の内服が推奨されている。高齢者施設においても、職員などが百日咳と診断された場合は、濃厚接触者に予防内服を推奨する。予防内服をしない場合にも、接触後21日間は咳に注意し、咳が出はじめた場合、培養検査、核酸増幅検査後に抗菌薬投与を推奨する。

文献
1) 東京都新たな感染症対策委員会：東京都感染症マニュアル2018.

吉田正樹

1 呼吸器感染症

iv 誤嚥性肺炎

誤嚥性肺炎の基本

病態：嚥下運動が障害されることにより、雑菌を含む口腔内分泌物が気道内に侵入することで発症。

症状：咳嗽・喀痰・発熱以外に、元気がない・不穏など、非典型的な症状を呈することがある。

POINT

- 肺炎はわが国における死因の第3位（2016年度）を占めるが、そのうち95％は65歳以上である。
- 高齢者の肺炎の70％以上が誤嚥と関連するといわれている。
- 嚥下のメカニズム、誤嚥を起こしやすい病態を理解し、誤嚥のリスク減少に努める。
- 不顕性誤嚥による誤嚥性肺炎は典型的な肺炎症状を認めないことがある。

1 発症を疑う症状

　誤嚥性肺炎には、無意識のうちに口腔内分泌物を誤嚥（不顕性誤嚥）することにより発症する細菌性肺炎（aspiration pneumonia：通常の誤嚥性肺炎）と、嘔吐に伴い胃液を含む胃内容物を吸引し発症する化学性肺炎（aspiration pneumonitis：胃酸による急性肺障害）の2つの病態が考えられ、時に同時に発症することも珍しくない。

　一般的には高齢者の肺炎も成人の肺炎と同様に、咳嗽、喀痰、発熱を認めるが、20～30％に通常の肺炎症状を訴えない場合がある。何となく元気がない、呼びかけに対する反応が低下している、不穏状態を認めるなどの非典型的な症状を呈することがあり注意が必要である。特に不顕性誤嚥によって発症した誤嚥性肺炎は典型的な症状が出にくい。

　誤嚥をきたしやすい病態を有する入居者で、ほかの病原体による感染症の流行などがない場合には積極的に誤嚥性肺炎の可能性を検討する。具体的には経皮的動脈酸素飽和度（SpO_2）の測定などを行い、医療機関を受診する。

2 誤嚥をきたしやすい病態

　誤嚥の病態を把握し食事の介助をはじめとする食事の支援を安全に行うためには、嚥下のメカニズムを知ることが重要である。メカニズムを理解することで食べ物の流れをイメージし、食事介助の際に起こりうる危険を回避することにつながる（表1）。

表1 ▼ 嚥下の5段階メカニズム

嚥下の段階	概要	対策
（1）先行期（食べ物の認知）	視覚・聴覚・嗅覚から食べ物の情報を獲得する	食事を目の前に持っていく、声をかける
（2）準備期（食べ物の捕食と咀嚼）	口の中に食べ物を入れ、咀嚼する	食事の形態、一口の量や口への運び方をアレンジする
（3）口腔期（口腔内で食塊の形成）	唾液と舌で食塊を形成し、咽頭へ移動させる	水分で口腔内を湿らせる、食事にとろみをつけるなどで食塊の形成をスムーズにする、頸部を軽い前屈位にするなど嚥下しやすい姿勢を確認する
（4）咽頭期（嚥下反射）	食塊を咽頭から食道へ移動させる	
（5）食道期（食道を通過）	食塊を食道から胃へ移動させる	重力の作用と蠕動運動を妨げないような、各人に合った食事中の姿勢を確認する

　嚥下の5段階を妨げるような基礎疾患を有する入所者は誤嚥をきたしやすいと認識する。特に大脳基底核領域の脳血管障害や、変性疾患、認知症をはじめとする脳疾患は嚥下機能不全をきたしやすく、不顕性誤嚥を併発しやすいため注意が必要である（表2）。
　最近のわが国における報告によると、介護を受けている高齢者について、喀痰吸引の必要性、嚥下機能の障害、脱水症、認知症を誤嚥性肺炎発症の危険因子としている[2]。

表2 ▼ 誤嚥をきたしやすい病態

1）神経疾患 　脳血管障害（急性・慢性） 　中枢性変性疾患 　パーキンソン病 　認知症（脳血管性・アルツハイマー型）	4）胃食道疾患 　食道憩室 　食道運動異常（アカラシア・強皮症） 　悪性腫瘍 　胃食道逆流（食道裂孔ヘルニアを含む） 　胃切除（全摘・亜全摘）
2）寝たきり状態	
3）医原性 　鎮静薬・睡眠薬 　抗コリン薬など口腔乾燥をきたす薬剤 　経管栄養	5）口腔の異常 　歯の噛み合わせ障害（義歯不適合を含む） 　口腔内乾燥・口腔内不衛生 　口腔内悪性腫瘍

3 診断のための検査

平常時における嚥下障害の存在を示唆する症状としては、飲水時のむせ込み、食事中・直後の咳き込み、固形物の嚥下困難、嚥下時のつかえ感、嚥下後の嗄声、口腔内の食物遺残、流涎などがあげられる。このような症状を有する入居者に対しては、摂食・嚥下機能障害のスクリーニングの施行を検討する（表3）。

誤嚥を疑う入居者に対しては、呼吸回数の確認、SpO_2の測定を行い、平常時と異なる状況があれば、医療機関の受診を検討する。

表3 ● 摂食・嚥下機能障害のスクリーニング

反復唾液嚥下テスト（RSST）

方法	唾液嚥下を30秒繰り返してもらう。できるだけ何度も飲み込んでくださいと指示。のど仏に指を当てて嚥下の有無を確認する
評価	30秒間に2回以下の場合、嚥下開始困難、誤嚥が疑われる。3回以上の場合はほぼ問題なし。健康な人を除外する目的で使用する

改訂水飲みテスト（MWST）

方法	冷水3mLを口腔前庭に注ぎ、嚥下してもらう
判定	1. 嚥下なし、むせる and/or 呼吸切迫 2. 嚥下あり、呼吸切迫（不顕性誤嚥の疑い） 3. 嚥下あり、呼吸良好、むせる and/or 湿性嗄声 4. 嚥下あり、呼吸良好、むせない 5. 4に加え、反復嚥下が30秒以内に2回可能
評価	上記5段階で評価、3以下の場合誤嚥を疑う

フードテスト（FT）

方法	ティースプーン1杯（3〜4g）のプリンなどを嚥下させてその状態を観察する。嚥下可能な場合には、2回の反復嚥下を追加し評価する。評点が4点以上の場合は、最大2回まで施行し、最も悪い評点を記載する
判定	1. 嚥下なし、むせる and/or 呼吸切迫 2. 嚥下あり、呼吸切迫（不顕性誤嚥の疑い） 3. 嚥下あり、呼吸良好、むせる and/or 湿性嗄声、口腔内残留を伴う 4. 嚥下あり、呼吸良好、むせない、口腔内残留認めず 5. 4に加え、反復嚥下が30秒以内に2回可能 判定不能：口から出す、無反応
評価	上記5段階で評価し、3以下の場合誤嚥を疑う

文献3）より一部改変

4 繰り返す誤嚥性肺炎に対する予防対策

誤嚥性肺炎を繰り返すことにより、難治化・耐性菌のリスクが上昇することが予測される。安全な食事介助、嚥下リハビリテーション、顎口腔系の機能評価、口腔ケアなどが発症予防に有効と考えられている。特に口腔ケアにエビデンスがあり、実施することで常在細菌量を減少させ、不顕性誤嚥による誤嚥性肺炎の発症を抑えることができる（表4）。

誤嚥性肺炎を予防する目的で胃瘻が増設されることがあるが、経鼻胃管と同等の肺炎発症頻度とされており、肺炎予防策としての胃瘻増設は推奨されない。

薬物療法としては、脳梗塞後の患者群に対してACE阻害剤やシロスタゾールなどに誤嚥性肺炎発症予防効果が期待されているが、保険適用外使用となる。

表4 不顕性誤嚥の予防法

1）口腔ケア
2）肺炎球菌ワクチン接種は可能であれば実施（重症化予防にインフルエンザワクチンの接種も望ましい）
3）薬物療法 　　a）ACE阻害薬、b）ドーパミン及びアマンタジン、c）シロスタゾール 　　d）半夏厚朴湯、e）クエン酸モサプリド
4）摂食・嚥下リハビリテーション
5）意識レベルを高める（抗精神病薬・睡眠剤の使用頻度の抑制）
6）栄養改善・脱水補正（ただし経管・PEG自体に肺炎予防のエビデンスはない）
7）就寝時の体位は上半身の軽度挙上が望ましい

文献

1) 日本呼吸器学会：医療・介護関連肺炎（NHCAP）診療ガイドライン．第1版．2011．
2) Manabe T, et al：Risk Factors for Aspiration Pneumonia in Older Adults. PLoS One. 2015；7；10：e0140060 [http://journals.plos.org/plosone/article?id=10.1371%2Fjournal.pone.0140060]
3) 戸原玄, 他：摂食・嚥下障害への対応―摂食・嚥下障害の評価と訓練―．日補綴会誌．2013；5：265-71．

清水昭宏

1 呼吸器感染症

V 結核

結核の基本

症状：咳・痰・発熱などのほかに、食思不振・倦怠感・体重減少など非特異的症状。
潜伏期間：多くは感染後6カ月から2年、ただし長期間を経て発病することもある。
感染経路：空気感染（ただし発病していても排菌していなければ感染の危険はない）。

POINT

▶結核は患者の咳などで散布され、空気中を浮遊する結核菌を別の人が吸入することで成立する、空気感染を起こす代表的な感染症である。
▶高齢者施設においては、診断の遅れにより集団感染に至る事例も認められる。
▶基本的な対策としては、結核菌の除去、密度の低下、吸入防止の3点が重要であり、感染を受けた人の発病予防、早期発見を徹底する必要がある。

1 感染を疑う症状

　2014年の新規結核患者数は、初めて2万人を下回り、罹患率も減少傾向が続いているが、いまだに年間1万6千人以上（2017年）の結核患者が新たに登録されており、わが国における結核罹患率は欧米諸国と比較すると、依然として高い水準で推移している。新規登録結核患者のうち80歳以上の結核患者は40.0％と、高齢者に偏る傾向がある[1]。

　かつて、結核が蔓延していた時期に感染したが発病せずに現在に至った高齢者は、結核の罹患率が高く、同時に免疫低下を伴う年齢層にあたるため、発病する危険も高いと考えられる。

　遷延する呼吸器症状（2週間以上続く咳嗽・喀痰など）を認めた場合は、早期に医療機関を受診させる。特に糖尿病や悪性腫瘍を合併した入所者や、免疫抑制剤を使用している入所者では、常に結核の可能性を念頭に対応する必要がある。

一方で、高齢者の結核患者は呼吸器症状を呈さない場合も多く、発熱や倦怠感、食思不振、体重減少があれば、同様の対応を検討する。胸部レントゲン上も空洞性病変を形成しにくいなど、典型的な所見を欠くことも多い。

　早期発見には、入所者の日頃からの健康観察が重要である（表1）。元気がないなど全体的な印象の変化や、微熱、倦怠感、食思不振、体重減少など、非特異的な症状の持続を把握した場合は、速やかに医療機関を受診し結核を含めた検査を行う。

表1 ▼ 患者の早期発見のポイント

```
1）入所時の胸部レントゲン検査
2）危険因子の把握（糖尿病・悪性腫瘍・免疫抑制剤使用など）
3）有症状患者（2週間以上続く咳嗽・喀痰）の速やかな医療機関受診
4）非典型所見（体重減少・微熱の持続・食思不振など）の理解
```

文献2）より引用

2 診断のための検査

　結核の診断法としては、レントゲン検査や細菌検査などがある。個々の検査で診断するのは困難であり、画像、喀痰塗抹検査、遺伝子学的検査、培養検査を複合的に用いる必要がある（表2）。

表2 ▼ 結核診断のための検査

胸部レントゲン検査		結核の発病の有無を調べる
喀痰検査	塗抹検査	排菌による感染性の有無の判定に有用であり、簡便で安価であるという利点があるが、結核か非結核性抗酸菌かの鑑別はできない
	PCR法	遺伝子学的に同定を行う方法で、結核菌の鑑別が可能である一方、生・死菌の区別はつかず、排菌量も結果には反映されない
	培養検査	薬剤感受性を知るためにも重要な検査であるが、一般的に結果が出るまでに4〜8週間程度かかる
IGRA検査		T-SPOT法とQFT法があり、BCGの影響を受けずに結核感染の有無を調べられるが、感染時期の判別はできず、急性期は偽陰性となる可能性がある

3 施設内における感染経路

　結核は結核菌（*Mycobacterium tuberculosis*）を病原体とする感染症で、感染経路はほとんどが経気道的であり、空気感染を起こす代表的な感染症である。

　空気中を漂った結核菌は経気道的に肺胞に達し、肺胞マクロファージ

内で増殖し、肺に初感染巣を形成する。一部はマクロファージによって周囲のリンパ節に運ばれ、リンパ節病変に至る。感染が成立しても感染症として発症するとは限らず、胸部レントゲン検査上の異常所見やリンパ節腫脹、排菌などが確認された際に発症例として治療を行う。

　もともと排菌していた患者がそれと気づかれずに入所し、周囲に感染が拡大する以外に、すでに感染が成立していたが発症していなかった高齢者が、入所後に発症し周囲に感染が拡大する場合があることを認識する必要がある。一般的に接触感染を起こす病原体ではないため、既感染者や発症後の対応において、リネン類や食器類はそれ以外の入居者と同様に扱ってよい。

4 感染対策

1）平常時の対策（表3）

組織的な取り組み

　結核対策は施設全体として体系的に行う必要がある。そのためには施設内感染対策委員会が必要である。介護老人福祉施設と介護老人保健施設は、感染症予防のための指針を整備することになっているが、結核に特化したマニュアルの整備が望ましい。感染対策委員会で感染対策マニュアルの作成・運用に関して検討し、検討事項は施設職員と情報共有を行う。また、職員教育を通じて職員の結核に対する不安の軽減や知識の普及に努め、さらには、環境面での感染予防対策の立案や実施に取り組むことが望まれる。

入所者の健康管理

　入所時には、胸部レントゲン検査など活動性結核の有無を確認する健康診断を行い、結核の既往や家族歴、曝露歴、合併症なども問診で確認する必要がある。一方で、感染性がないことが確認できていれば、治療中であっても入所を拒否する理由にはならず、服薬管理を徹底する。

　入所後は、感染症法施行令第11条に定められた高齢者施設（養護老人ホーム、特別養護老人ホーム、軽費老人ホームなど）の場合は、年1回、胸部レントゲン検査を含む定期健康診断を行わなければならない。それ以外の入所施設（老人保健施設など）でも、健康管理及び施設内感染防止の観点から、同様に定期健康診断を実施することが望まれる。健診の結果、結核感染が疑わしい入所者は、速やかに医療施設を受診できるよう

なシステムを整える。

職員の健康管理

　感染症法施行令12条に基づき、介護老人保健施設、特別養護老人ホームなどでは、職員に対し年1回の胸部レントゲン検査の実施が義務づけられている。それ以外の施設でも、職員の健康管理及び施設内感染防止の観点から、同様に定期的な胸部レントゲン検査の実施が望まれる。また、職員全員が受診するように組織的な働きかけが必要である。

　結核患者の発生が多い施設では、採用時の健康診断でIGRA検査（Interferon-γ Releasing Assay）の実施も検討する。職員のIGRA検査結果のベースラインを把握しておくことで、施設内感染を疑う状況が発生した際に、当該職員に新たな感染が成立したのかを判断する指標となる。

　結核患者の発生に備えN95マスクを常時用意し、保管場所や使用方法を職員に周知する必要がある。

表3　高齢者施設における施設内結核感染防止のポイント

- 入所時に胸部レントゲン検査を行う
- 年1回は胸部レントゲン検査を施行することが望ましい
- 職員・入所者の呼吸器症状に注意し、咳嗽・喀痰が2週間以上続く場合は医療機関を受診し、胸部レントゲン検査、及び喀痰検査を実施する
- 呼吸器症状以外の非典型的所見、発熱、食思不振、体重減少、倦怠感の持続を認める入所者も同様に医療機関を受診する
- 室内の換気回数を十分に確保する
- 結核患者が発生した場合は保健所と緊密な連携を行う

文献3）より引用

2）発生時の対策（表4）

結核発症者への対応

　有症状者は一般入所者から隔離し、サージカルマスクを着用させ医療機関の受診を検討する。結核と診断された場合には診断医療機関は保健所に発生届を提出し、施設は所轄保健所と連携のもと入所者の健康状態を把握し、適切な対策を講じる。患者が排菌している場合は、保健所の入院勧告に基づき結核専門医療機関へ転院する。

　結核は空気感染する一方で、患者が使用したものから接触感染を起こすことはない。また、感染していても排菌していない場合には、周囲に感染を拡大する危険がないため、隔離や転院は不要であり入所を継続しながら服薬治療を徹底する。入所者が結核の服薬治療を全うするために

は、DOTS（Directly Observed Treatment Short-course：直接服薬確認療法）が有効であり、施設職員は入所者の服薬を確認し、記録を記載するなどの協力が求められる。

接触者健診の実施

　感染性を有する結核患者が発生した場合は、保健所は感染症法17条に基づき、当該患者と接触し感染の恐れのある入所者・職員に対して接触者健診を行う。

　接触者健診を行う際には、施設は保健所と連携し、入所者や家族、職員への説明会を実施する。

　実際に接触者健診で行う検査は、胸部レントゲン検査とIGRAである。接触後の胸部レントゲン検査で発症が疑われる場合は、保健所は結核治療が可能な医療機関を紹介する。また、胸部レントゲン検査上発症は否定的であるが、IGRAが陽転した場合は、潜在性結核としての治療を検討しなければならず、同様に保健所は結核治療が可能な医療施設を紹介する。

表4　患者発生時の対策のポイント

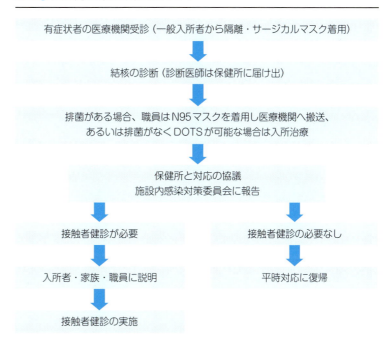

5 発症後の器物の消毒

　結核菌に対して、特別な消毒法は必要ない。結核菌は加熱や紫外線に弱いため、部屋を十分に換気し、リネン類は日に干す。また、患者が使用した食器類は、通常の洗浄を行えば十分である。

文献

1) 厚生労働省：平成29年結核登録者情報調査年報集計結果について．
[http://www.mhlw.go.jp/stf/seisakunitsuite/bunya/0000175095_00001.html]
2) 東京都福祉保健局：高齢者施設における結核対策の手引き. 2015.
3) 厚生労働省インフルエンザ等新興再興感染症研究事業「結核の革新的な診断・治療及び対策の強化に関する研究」：結核院内(施設内)感染対策の手引き. 2014.

清水昭宏

1 呼吸器感染症

vi ヒト・メタニューモウイルス

ヒト・メタニューモウイルスの基本

症状：急性上気道炎、肺炎、まれに脳炎／脳症。
潜伏期間：4〜6日。
感染経路：接触・飛沫感染。
ウイルス排泄期間：7〜14日。

POINT

- 晩冬から早春に流行する呼吸器感染症で、高齢者・免疫不全者では下気道症状を呈することがある。
- 高齢者施設入所者における集団感染事例の報告が増加している。
- イムノクロマトグラフィー法による迅速診断キットが使用可能である（2018年10月現在、成人に対しては保険適用外）。

1 感染を疑う症状

ヒト・メタニューモウイルス（human metapneumovirus：hMPV）は、2001年にオランダで発見されたマイナス1本鎖RNAをゲノムとするウイルスで、パラミクソウイルス科のニューモウイルス亜科メタニューモウイルス属に属する。血清学的検査からは、50年前にはすでに存在していたことがわかっており、以前から呼吸器感染を起こすウイルスとして存在していたものの、近年まで発見されていなかったと考えられている。

同じくパラミクソウイルス科であるRSウイルス（respiratory syncytial virus：RSV）と同様に、小児の呼吸器感染症（急性上気道炎、気管支炎、肺炎）の原因であると同時に、高齢者や免疫不全患者の急性呼吸器感染症の原因ウイルスの1つと考えられている。多くは5歳までに感染するが、生涯を通して何度も感染し感染後免疫は一時的なものと考えられている[1]。

わが国における流行は、インフルエンザやRSウイルスの流行が終息

した春とされるが、通年で発生は認められる。

発熱や咳嗽などの上気道症状が一般的だが、高齢者では下気道症状（喘息性気管支炎、細気管支炎、肺炎など）を呈することが珍しくない。hMPVが感染する細胞は、上気道・下気道の上皮細胞や、Ⅱ型肺胞細胞、樹状細胞であり、ウイルス血症は起こさないとされているが、髄液や脳細胞からhMPVが検出された症例もあり、まれに脳炎・脳症を起こす可能性も指摘されている。また、65歳以上の高齢者やCOPD患者、担癌患者、喘息患者などでは、肺炎などの重症呼吸障害を発症する場合もあり注意を要する[2]。

潜伏期間は4～6日で、ウイルス量は発熱後1～4日に多いとされる。ウイルス排泄期間は7～14週間持続すると考えられている。

2 診断のための検査

イムノクロマトグラフィー法により、咽頭ぬぐい液や鼻腔吸引液中のhMPV抗原を検出する迅速キットが利用可能である。2014年1月から保険適用となっており（ただし肺炎が疑われる6歳未満の小児に対して）、10分程度で診断ができる。従来行われていたRT-PCR法及びウイルス分離法と結果がよく相関する（RT-PCR法と比較して感度80％以上、特異度90％以上）。

3 施設内における感染経路

動物への感染モデルでは、hMPVの経鼻接種で感染が成立することが知られており、ヒトへの感染も同様に、飛沫や手指を介した接触により、ウイルスが鼻粘膜へ到達することで成立すると推測されている。

わが国でも、高齢者施設における集団感染事例の報告は散見される。

事例1（福岡県病原微生物検出情報．2006；27：178）

2006年3～4月、福岡県京築保健所管内の高齢者施設において、入所者及び職員に発熱・咳嗽を主症状とする呼吸器症状を認め、咽頭ぬぐい液からのRT-PCR法にて、11名中7名からhMPVを検出。うち2名は肺炎を併発し死亡した。

事例2（長野県環境保全研究所研究報告．2011；7：23）

2010年3～4月、長野県東部及び中部の社会福祉施設において、発熱・

咳嗽を主訴とする急性呼吸器感染症集団発生を認めた。既存の各種ウイルス迅速キットが陰性の患者の咽頭ぬぐい液からのRT-PCR法にて、8名中4名からhMPVを検出した。

事例3（千葉市病原微生物検出情報（IASR）．2013；34：234）

2013年4〜5月、千葉市内福祉施設にて、呼吸器症状を呈する入所者のうち、肺炎を呈する5名中4名からhMPVを検出した。

以上の事例では、飛沫・接触によって施設内に感染が拡大したと考えられ、hMPVの集団感染と判断された。hMPVは健康成人においては、比較的軽度の急性上気道症状の原因ウイルスとされるが、高齢者施設における流行例では、肺炎などの下気道症状を呈する重症例が認められる。hMPVは、高齢者施設における集団感染に十分留意する必要があるウイルスである。

4 感染対策

hMPVの感染経路は、感染動物実験モデルなどからの飛沫及び接触感染と考えられている[3]。

そのため、発症者に対しては標準予防策に加え、飛沫・接触予防策を講じる必要がある（表1）。ウイルス排出期間は7〜14日とされており、発症して2週間を経過するまで、もしくは咳嗽などの呼吸器症状が消失するまで隔離を検討する。

表1 ▽ 飛沫・接触予防策
咳嗽やくしゃみ、会話などで飛散した粒子及び手指や器具を介して伝播する

（1）個室管理が望ましいが、集団感染が疑われる場合は同病者と集団隔離もあり得る。隔離管理が難しい場合はベッドの間隔を2メートル以上あけ、カーテンで隔離を行う
（2）居室に空調は必要ない
（3）職員はケア時には手袋・マスクを着用し、気道口腔分泌物に曝露される可能性がある場合はガウン着用が望ましい
（4）職員及び入居者のうがい・手洗いを励行し、適宜手指消毒を行う。咳をしている入所者には呼吸状態を確認後にマスクの着用を検討する

文献4）より一部改変

5 治療

　hMPV感染症の治療は、基本的には対症療法が主体である（表2）。リバビリンや免疫グロブリンの投与が有効であったという報告はあるものの実用には至っておらず、いくつかのワクチン開発も行われているが、ヒトへの応用にはまだしばらく時間が必要である[1]。

表2　ヒト・メタニューモウイルス感染症

潜伏期間	3～5日
感染経路	分泌物の直接あるいは密接な接触によって感染
感染期間	ウイルス排泄期間は7～14日だが、免疫低下状態では数週間から数カ月排泄される
症状	咳嗽・喀痰、高齢者や免疫不全状態では肺炎など重症化することもある
好発年齢	5歳までに感染するとされるが、すべての年代で感染を繰り返す可能性がある
診断法	迅速診断キットを用いた検査が可能（保険適用は乳幼児のみ）
治療法	対症療法のみ、ワクチンはいまだ開発されていない
予防法	飛沫・接触感染として一般の予防法を行う

文献

1) Panda S, et al : Human metapneumoviru : review or an important respiratory pathogen. Int J Infect Dis. 2014 ; 25 : 45-52.
2) Haas LE, et al : Human metapneumovirus in adults. Viruses 2013 ; 5(1): 87-110.
3) Jane D, et al : 2007 guideline for isolation precautions : preventing transmission of infectious agents in health care settings. Am.J.Infect.Contr. 2007 ; 35 : S64-164.
4) 厚生労働省：高齢者介護施設における感染対策マニュアル．2013．[http://www.mhlw.go.jp/topics/kaigo/osirase/tp0628-1/dl/130313-01.pdf]
5) 日本小児科学会：学校、幼稚園、保育所において予防すべき感染症の解説．2018年7月改訂版 [http://www.jpeds.or.jp/uploads/files/yobo_kansensho20180726.pdf]

〔清水昭宏〕

1 呼吸器感染症

vii RSウイルス

RSウイルスの基本

症状：主に乳幼児期に気管支炎、肺炎といった下気道感染を起こすウイルスで、発熱、咳嗽、鼻汁を呈する。その他に高齢者、免疫不全患者、循環器／呼吸器系疾患合併患者では本感染症が重篤化することが知られている。

潜伏期間：2～8日で、4～6日が最も多い。

感染経路：気道分泌物の咳による飛沫感染、接触感染（環境表面ではかなり長い時間生存しているといわれている）。

POINT

- ▶病院内や療養施設内等で、多数の同様な症状を呈する患者の発生をみた場合には、迅速診断キットが診断に役立つ場合があるが、キットの感度はさまざまな報告で異なっている。
- ▶周辺地域での乳幼児を中心としたRSウイルス感染症の流行状況も、成人施設などの集団内の本感染症発生の参考になる。
- ▶病院内や施設内で本感染症患者が発生した場合、感染源を特定し、有効な感染対策を行う。
- ▶手洗い、個人防護具を適切に使用し、感染経路を遮断することが重要である。

1 感染を疑う症状

1）疫学的事項

　疫学的に注目すべきは、インフルエンザウイルスと同様に秋の終わりから冬にわたって流行する点で、そのためこの2つのウイルスを"Winter Viruses"とも呼称している。RSウイルスは、冬季のインフルエンザ流行時期における高齢者風邪症候群の原因ウイルスとしての重要性が示されている[1]。高齢者や高齢者施設、心肺疾患患者、免疫不全患者におけるRSウイルス感染の流行が見られる。欧米では1970年代から高齢者のRSウイルス感染症が注目され、冬季の超過死亡にも大きく関

与し、長期療養生活での集団発生も問題になっている[2]。

RSウイルスがインフルエンザの超過死亡の60〜80％に匹敵するほどの関与があるとの報告や[3]、超過死亡の1/4はRSウイルスが原因であるとの報告もある[4]。わが国でも、高齢者のRSウイルス市中感染は決してまれではないとしている[5]。

2）小児期のRSウイルス感染

乳幼児がこのウイルスに感染すると、発熱や鼻汁などの上気道炎の症状が数日間続いた後、20〜50％の乳幼児において、細気管支炎や肺炎などの下気道感染へ伸展する。またすべての年齢層でも、急性呼吸器疾患（鼻汁、咳嗽、喘鳴など）を引き起こすことが知られている。時に中耳炎の合併を認める。

RSウイルス感染症は5類感染症定点把握疾患であり、全国約3,000の小児科定点医療機関から毎週報告があがり、この報告を基にして国立感染研究所ならびに感染症情報センターから病原微生物情報が配信される。これによりインターネット上で簡単に情報が入手できるため、市中におけるRSウイルス感染症の流行状況の把握に役立つ。

RSウイルス感染症の年齢別累積報告件数（2012年第28〜40週）を図として示す（図1）。年齢別の割合で見てみると、感染者の約9割（89.2％）は2歳までの乳幼児で占められている。しかし、RSウイルス感染症の定点報告は現在小児科のみになっているため、成人例以降でのわが国の正確な実態把握はなされていない。新生児では母体からの移行抗体があり、この移行抗体が存在しているにもかかわらず、生後6カ月以内までが最も重症化する。このメカニズムについては、いまだ明確に至ってはいない。生後7カ月以降に検出される抗体は、通常、本人の生

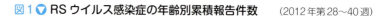

図1 ▽ RSウイルス感染症の年齢別累積報告件数　（2012年第28〜40週）

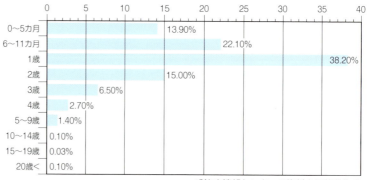

感染症情報センターの資料より著者作成

後の自然感染によるものである。

3）成人期以降のRSウイルス感染

　一般の健常成人の重症度は年齢を追うごとに減弱し、風邪と似たような症状を起こすのみである。その一方で、RSウイルスは高齢者や免疫不全患者に、しばしば重篤な下気道疾患を起こすウイルスとして認識されつつあり[6]、特に欧米諸国では長期療養施設における集団感染症が問題になっている。

　呼吸器・循環器系疾患合併患者では、RSウイルス感染症が重篤化することが指摘されている[7]。また呼吸器系疾患合併例では、RSウイルス感染後に低酸素血症をきたす頻度が高く、気管支喘息患者では増悪因子になる[8]。呼吸器疾患の合併がないような症例でも、気管支喘息様の強い喘鳴を呈することなどもいわれている。高齢者のCOPDでは、冬季にPCRの検索を行うと、RSウイルス感染が多いことも報告されている[9]。心不全の患者にRSウイルス感染が生じると重症化し、高い死亡率がみられる[10]。

　免疫不全患者における重症例も多く見られ、特に白血病などを有する例での骨髄移植前患者でRSウイルス感染が生じると、肺炎の発症は80％にものぼり、致死率も70～80％に達するといわれ、急性肺障害ともいうべき剖検所見が見られるという[11]。

　高齢者の収容施設内で流行し、高い死亡率を呈する肺炎の原因ウイルスとなることも知られている[12,13]。高齢者のRSウイルス感染症の症状は、インフルエンザとは若干異なり、鼻閉塞感、咳嗽、喘鳴、軽度の発熱を特徴とする[7,14]。冬季のインフルエンザとRSウイルス感染症の臨床像の違いについて、高齢者における比較を示す（表2）。

　健康な成人集団においてもRSウイルスの集団発生の報告が見られており、その一例が韓国空軍キャンプでのアウトブレイクの報告である。本報告のRSウイルスの検出方法はRT-PCR法が用いられ、その発病は3,750人中588例で、発熱を呈していた患者の平均年齢は20.2歳。半数以上に出現していた症状は、咽頭痛、喀痰、扁桃肥大、鼻汁であった[16]。

表2 高齢者におけるRSウイルス感染症とインフルエンザの比較

	RSウイルス感染症	インフルエンザ
流行	区域あるいは老人ホーム等で小流行、ともに冬中心	A型では大流行、冬に中心
迅速診断 陽性率	ディレクティジェン™迅速キット 子供は高率、高齢者は低い	A・B両型分別の迅速診断 子供は高率、高齢者は低い
潜伏期	4日くらい	1〜2日
全身症状	それ程著しくない。鼻充血、咽頭痛、発熱(+)〜(++)、中耳炎起こしやすい、喘鳴、ラ音	著明高熱、筋痛、頭痛、腰痛 後に咳嗽、咽頭痛
重症化因子	衰弱老人、心肺疾患、担癌患者、免疫不全者（特に重症化）、移植前患者	心肺患者が特に危険
抗ウイルス薬	リバビリン（保険適用なし）	アマンタジンとノイラミニダーゼ阻害薬
ワクチン	現在ライセンスワクチンなし	世界的に共通デザインのHAワクチンを活用

文献15）より一部改変

2 診断のための検査

1）ウイルス分離

　高齢者では小児の上気道感染時のウイルス量の1/1000に相当する程度の産生ウイルス量であるため、ウイルス分離の検出感度は低いとされている。RSウイルスを分離するには1〜5日を必要とするが、感染性が不安定なため、結果や感度に検査室間で差が出るといわれている。経験を積んだウイルス研究所に、最適な検体採取方法、あるいは輸送方法（検体保管も含めて）を相談するべきであるともいわれている。

①IFAもしくはEIAによる抗原検出

　乳幼児では75〜95％と陽性率が高い。ウイルス分離同様、成人や高齢者、免疫不全患者では、RSウイルス感染後のウイルス排出量は少なく、排出期間も短いという報告があり、小児に比して抗原による検索が困難[17)18)]、また、成人の場合は0〜10％の感度しかなく利用できないとする報告もみられている[19)]。しかし、成人例でも高い感度を示すとする報告もあり[20)21)]、乳幼児同様に成人や高齢者でも、RT-PCR法や抗原迅速診断キットで鼻腔検体での検出が可能であるとする報告もある[5)]。

②RT-PCR法

　ウイルス分離の感度が34％であるのに対しRT-PCR法では43％と高く、またウイルス排泄に対する感度もウイルス分離に比して1日の延長がみられる[22)]。成人や年長児における検出率はウイルス分離や抗原検出

キットよりも高い。

③ CF、NT、特異的IgM抗体陽性もしくは特異的IgG抗体の4倍以上の上昇の確認

　　CF、NTは、わが国でも測定可能。CFは感度が低いという問題点があるが、NTは生後6カ月以上の乳幼児で有意な抗体価の上昇が期待できる。EIA法の特異的IgG抗体は陽性率が高いが、発症後早期に陽性になり、診断に苦慮する場合がある。特異的IgM抗体の有用性はよく記述されており、成人RSウイルス感染症でも、81％の陽性率があるといわれている[23]。症状発現後、EIA法の特異的IgM抗体は、6～40日持続するといわれている。

【検査の適用外】

　　ウイルス分離、RT-PCR法は保険適用外で、CFやNT以外の特異的IgM抗体、特異的IgG抗体は、わが国では行われていない。

3 施設内における感染経路

　　濃厚接触によりウイルスを含む飛沫が気道や粘膜、結膜に及ぶことにより感染するが、ほかの感染媒体を含む汚染された分泌物表面に直接、緊密に接触することにより、感染が成立する場合もある。RSウイルスは環境の表面でかなり長い時間生存（数時間生存）し、ヒトの手で30分～1時間は生存しているという。

　　生涯を通じて再感染を起こすので、医療従事者内にも感染が生じ、キャリアになる可能性がある（軽微な症状のみの無症候性キャリアも含む）。集団施設内へのRSウイルスの持ち込みを考える上で、無症候性キャリアの存在は重要である。RSウイルス感染実験では、細胞培養法で感染が確認された30例中13例が、無症状であったことが報告されている[24]。無症候性キャリアは症状も非常に軽微で、集団内で休まずに仕事をしている可能性が推測される。したがって、施設内に勤務するものは無症候性キャリアの存在を常に念頭に置き、出勤時の頻回な手洗い履行、マスクの着用が重要である。

　　潜伏期間は2～8日で、4～6日が最も多い。感染力は症状出現の約3日前から上気道症状が治まるまで（通常は8日未満）持続するが、ウイルス排泄はさらに長期にわたり、特に乳児では3～4週間続くこともある。

　　病院などはもちろん高齢者収容施設における医療従事者を介した感染を考える上で、集団の周辺環境のRSウイルス感染症の流行状況を把握することは、院内感染対策上必要なことである。小児のRSウイルスの

流行状況については、国立感染研究所ならびに感染症情報センターから病原微生物情報が配信され、これによりインターネット上で簡単に情報が入手できる。施設周辺における乳幼児のRSウイルス患者の存在は特に重要で[25]、施設職員の家庭にRSウイルスに罹患した乳幼児が同居している場合、職員本人が無症候性キャリアになっている可能性もあり、特に注意が必要となる。

現在実用化されているRSウイルス抗原検出キットは、疑わしい患者または無症候性キャリアを含めた職員に対して、患者を同定できる可能性があり、感度の問題はあるが試行する意味はあると思われる。

4 感染対策

1）隔離の基準

第一の要点は、RSウイルス感染症からハイリスク患者を守ることである。原則としてRSウイルス感染患者の隔離を行い、本患者に関与する医療スタッフとほかの患者に関与するスタッフを分ける。RSウイルス罹患者の発生中には、標準予防策に加えて、接触予防策が実施される。RSウイルスは鼻だけでなく眼からも感染すると考えられているため、手指の徹底的な洗浄と消毒を施行し、ガウンと手袋を用いるほか、ゴーグルを併用すると予防効果が上がる可能性も示唆されている。

隔離の際は、個室を用いるか本感染症患者を集めて管理すべきである。また、RSウイルス感染症は市中感染の流行と連動しているので、施設の場合にも周辺環境の乳幼児の流行状況に注意する。

2）感染のコントロール

RSウイルスの市中の流行期には、無症候性キャリアも含めた職員、訪問者による伝播の機会が持続するため、感染制御が困難になることが多い。

集団のアウトブレイク時に医療関連感染を減少させるために、高齢者施設では下記のさまざまな手段が有効であると実証されている。
・感染した患者及び職員の調査。
・RSウイルス発症患者がピークに達するような流行期には、有症状患者にはRSウイルスに対する迅速キットを用いて積極的にスクリーニングを行い、検査結果が判明するまでは接触飛沫予防策を加える。
・RSウイルス感染者は、一部のスタッフのみによってケアされるように

する。もし、感染患者とそれ以外の患者とも接触しなくてはならない場合は、感染患者との接触は最後にする。
- 患者やその呼吸器分泌物と接触した後には手指を洗浄し、手袋を着用していてもいなくても、アルコールによる手指消毒を行う。
- 患者に直接触れるときの手洗いを強調する。
- ガウン、手袋及び職員を守るためのゴーグルまたはマスクを使用する。
- 患者と接触する場合は、単回使用の使い捨てビニール製エプロンを着用する。ビニール製エプロンや手袋は患者ごとに、また汚染したものに触れた後は取り換え、取りはずした後は手指消毒を行う。
- RSウイルス患者に用いる聴診器やパルスオキシメーター、体温計は、ほかの患者のものとは区別する。
- すべての医療品やその他ベッド、車いすなどは、次の使用前に十分に消毒する。
- 環境の清掃は訓練されたスタッフによって、有効塩素濃度1,000ppmの次亜塩素酸ナトリウムで行う。
- 呼吸器感染症のある訪問者を排除する。
- 呼吸器症状のあるスタッフは、就労可否などの判断のために、労働衛生部門に報告を行う。
- 予防策の必要性を説明するために、入居者の家族にパンフレットを配付する。
- 面会者を制限し、家族や面会者には部屋の出入りに際しての手指消毒法を教える。呼吸器症状のある者の訪問を禁止する貼り紙を設置する。
- RSウイルス感染予防の最も重大な要点は、入所者の家族や職員へのRSウイルスの伝播と感染曝露の減らし方を教育することである。
- 流行期では12歳以下の子供の訪問を禁止する。

また、ハイリスク宿主へのRSウイルス感染防御のために、①厳格な手の洗浄、②訪問者の制限、特に急性呼吸器感染症（Acute Respiratory Illness：ARI）者の制限、③12歳以下の子供の訪問禁止、④職員へのARI罹患者の就業停止、⑤職員へのRSウイルス感染症の教育の徹底の5項目の実施をあげている報告もある[26]。

5 予防法

　ワクチンに関しては、1960年代にホルマリン不活化ワクチンが米国で開発されたが、このワクチンを受けた乳幼児がRSウイルスによる自然感染の際にむしろ重症化が起こり、大きな問題となった。現在も承認されているワクチンはなく、2つの方法が試行されている。1つは低温馴化弱毒性生ワクチン、1つはRSウイルスのFタンパクを精製して作成されたSubunitワクチン（PFP-2ワクチン）である。高齢者での抗体上昇は確認されているが、衰弱した高齢者での抗体上昇がよくないなどの問題点があり、実用に至っていない。

文献

1) Zambon MC, et al : Lancet 2001 ; 361 : 1319-1325.
2) Falsey AR, et al : Clin Microbiol Rev 2000 ; 13 ; 371-84. Review.
3) Nicolson KG : Epidemiol Infect 1996 ; 116 : 51-63.
4) Thompson WW, et al : JAMA 2003 ; 289 : 179-86.
5) 河合直樹, 他 : 感染症学雑誌 2008 ; 82 : 1-5.
6) Couch RB, et al : Am J Med 1997 ; 102 (3A) : 2-9.
7) Falsey AR, et al : N Engl J Med 2005 ; 352 : 1749-1759.
8) Nicholson KG, et al : BMJ 1996 ; 307 : 982-986.
9) Falsy AR, et al : Am J Respir Crit Care Med 2006 ; 173 : 639-43.
10) Falsy AR, et al : J Inf Dis 1995 ; 172 : 389-94.
11) Harrington RD, et al : J Inf Dis 1992 ; 165 : 987-993.
12) Sorvillo FJ, et al : J Infect 1984 ; 8 : 252-256.
13) Osterweil D, et al : J Am Geriatr Soc 1990 ; 38 : 659-662.
14) Falsy AR, et al : Drug Aging 2005 ; 22 : 578-87.
15) 松本慶蔵 : Virus Report 2004 ; 1 : 81-90.
16) Park WJ, et al : J Prev Med Public Health 2015 ; 48 : 10-17.
17) Hall CB, et al : N Engl J Med 1976 ; 294 : 414-419.
18) Falsy AR : Semin Respir Crit Care Med 2007 ; 28 : 171-81.
19) Ohm-Smith MJ, et al : J Clin Microbiol 2004 ; 42 : 2996-2999.
20) Borek AP, et al : J Clin Microbiol 2006 ; 44 : 1105-1107.
21) 平尾友里 : 医学検査 2009 ; 58 : 311-320.
22) Walsh EE, et al : J Med Virology 2001 ; 63 : 259-263.
23) Vikerfors T, et al : J Clin Microbiol 1988 ; 26 : 808-811.
24) Johson KM, et al : JAMA 1961 ; 176 : 663-667.
25) 青木智宏, 他 : 鳥取医誌 2004 ; 32 : 203-8.
26) Garcia R, et al : Infect Control Hosp Epidemiol 1997 ; 18 : 412-6.

和田靖之

1 呼吸器感染症

viii 水痘・帯状疱疹

水痘・帯状疱疹の基本

症状：小児では発疹が初発症状であることが多いが、成人では発疹出現1～2日前に発熱、全身倦怠感を伴うことが多い。発疹は掻痒感を伴い、全身性に紅斑、丘疹を経て、短時間で水疱になり、その後痂皮化する。通常は頭皮、体幹、四肢に出現し、体幹に最も多く出現。数日間にわたり新しい発疹が次々に出現し、急性期には紅斑、丘疹、水疱、痂皮のさまざまなステージが混在するのが特徴。

潜伏期間：通常14～16日。10日未満や21日程度になる場合もある。免疫不全患者ではより長くなる傾向がある。

感染経路：空気感染、飛沫感染のほかに、水痘や帯状疱疹部位の水疱液と直接的な接触感染。発疹出現後24時間から痂皮形成まで感染性を持つ。典型的な帯状疱疹からの飛沫感染は少ないが、痂皮化する前の水疱液からの接触感染をすることがある。

POINT

▶水痘・帯状疱疹ウイルス (Varicella-Zoster Virus：VZV)の感染力はきわめて強く、空気感染、飛沫感染、接触感染により気道粘膜、眼結膜から侵入する。顕性感染が多く不顕性感染は少ない。

▶潜伏期間は通常14～16日で、皮疹が出る2日前から痂皮化するまで感染力がある。

▶初感染の小児と比べ、小児期に水痘の既往がない成人例では、VZV肺炎に罹患しやすい。

▶播種性の皮膚病変、血行性散布を疑う肺病変を見たら、VZV肺炎の可能性を考え、同時に免疫不全の有無を評価する。

▶本症は、予防と治療において、抗ウイルス剤とワクチンが開発されており、特異的な治療と予防が確立されたウイルス感染症である。

▶潜伏期早期のワクチン緊急接種と、潜伏期後半の経口抗ウイルス剤投与により、発症予防を可能にする。

1 感染を疑う症状

1）疫学的事項

わが国において毎年多数の患者が発生している。12〜7月に多く、8〜10月に減少するパターンを繰り返す。水痘ワクチンが市販された1987年以後、また本症の抗ウイルス剤であるアシクロビル顆粒剤が市販された1994年以後も、発生数の有意な減少は見られていない。罹患年齢のほとんどは9歳未満である。

2）前駆症状

年長児や成人では、典型的な発疹が出現する前に発熱、全身倦怠感、食欲不振、頭痛、腹痛などを認めることがある。合併症がなければ40℃を超す高熱はない。発熱は発疹出現後2〜4日間持続する。発疹の程度と発熱はほぼ平行し、発疹の数が少ないと発熱も軽度なことが多いとされる。水痘重症例では有熱期が明らかに長く、最高体温も高いことが知られている。

3）発疹

発疹は頭部、顔面、体幹部から始まることが多い。掻痒感を伴う紅斑から始まり、丘疹を経て水疱を形成する。水疱は紅暈に囲まれ、直径2〜3mm程度、水疱壁は薄く柔らかいので破れやすい。水疱は、最初は透明だが、24〜48時間後に混濁した膿疱を形成する。3日目ごろから中心部が臍状に陥凹する。膿疱を形成した後は痂皮となり、治癒する。個々の発疹は、出現後このような経過をたどるため、同一部位に異なった段階の発疹が混在してみられるのが特徴である。

痂皮は自然に脱落し、浅い陥凹を形成する。すべての発疹が痂皮化するには1週間から10日を要する。発疹は口腔粘膜、腟、肛門周囲にも認めることがあるが、免疫不全状態でなければ、手掌や足底にみられることは少ない。また、湿疹やオムツかぶれなどの皮膚の炎症部位の発疹数は多い傾向にある。血中のウイルス量は疾患重症度、つまり皮疹数、発熱期間、最高体温と関連する。

4）水痘における個人の免疫の差

水痘の潜伏期は通常14日であるが、免疫低下状態を有するものでは

潜伏期が延長して、3週～1カ月程度になることがある。その場合には、発疹を形成できるだけの免疫が誘導されるまでに時間がかかり、皮膚でのウイルス増殖期間が長く、1つの発疹自体は大きくなる。免疫力の低下の程度によっては発疹に発赤を認めない場合があり、免疫低下の程度が強いことを示す。極端に免疫が低下した場合では、皮疹を認めない。免疫が立ち上がってくるに従い、発疹が発赤を認めるようになり、紅斑、丘疹、水疱、膿疱、痂皮、痂皮の脱落の順に発疹が進行する。

水痘は皮膚の病変以外に、ウイルス血症を起こしており、内臓を含む全身にウイルスが散布されているため、免疫不全患者では重症な臓器合併症を呈することがある。

5）成人水痘

基礎疾患がなくても、成人が水痘に罹患した場合は16～50％に水痘肺炎が発症すると報告されている[1]。成人の水痘による肺炎は重症で、時に致死的になる。また、喫煙者の水痘肺炎の罹患率は、非喫煙者の15倍にも及ぶという。

細胞性免疫機能が低下した患者では、経過が遷延し重症化する。高齢者や妊婦も重症化傾向にあり、肺炎の合併が比較的多い。成人水痘肺炎は発疹出現から1週間以内に発症し、発熱、咳嗽、多呼吸に加え、低酸素状態や意識障害が急速に進行し、健康成人での急性呼吸不全による死亡例の報告もある[2]。この報告によれば、気管支鏡所見で気管支粘膜に潰瘍、出血を認めた。水痘肺炎はVZVによるウイルス肺炎と考えられており、特徴的な胸部X線所見は、両側びまん性の粒状、小結節陰影である。また、このようなX線所見を呈しても、咳嗽、血痰、呼吸困難などの症状を呈さない場合もあり、成人水痘発症例では、肺炎の合併を念頭において診察する必要がある。肺炎以外にも肝機能障害を伴うことがある。

6）Breakthrough Varicella

水痘ワクチン接種後42日以上経過した人に、野生株のVZVによって発症する水痘をBreakthrough Varicellaという[3]。水痘ワクチンの1回接種後に野生株のVZVの曝露を受けることにより、20～30％に水痘を発症する。水痘ワクチン接種後に家族内や集団生活などで水痘患者と濃厚接触があった場合は、水痘を発症する可能性がある。この場合、発疹の数は50個以下、発疹は紅斑や丘疹が主で水疱形成まで至らず、発熱を伴わず搔痒感が少ないなど、経過は短く軽症の水痘であることが多

い。発疹の数が50個以下の場合、感染力は少ないが感染源になりうる。軽症のため、水痘と診断するのは容易ではなく、「虫に食われたときのような発疹に似ている」とされる。42日の根拠は、おそらく、ワクチン接種後に出現した水疱から水痘ウイルスをPCRで増幅し、接種後14日までに出現した発疹からは野生株が、接種後15〜42日までに出現した発疹からはワクチン株が同定されたことに起因すると思われる[4]。

7）免疫不全例の重症水痘

VZVは細胞親和性が強く、cell-to-cellにウイルスが感染する。ウイルスの増殖の抑制には、液性免疫よりNK細胞、ADCC活性、cytotoxic T-lymphocyteの存在が重要である。水痘の重症化するリスクが高い状態としては、重症複合型免疫不全症、化学療法や放射線治療中の白血病や固形腫瘍、造血幹細胞移植後、腎移植後のHIV感染症、ネフローゼや自己免疫疾患などによる免疫抑制剤投与中などがあげられる。

ハイリスク症例の水痘は、宿主の免疫状態により多彩な経過を示す。発疹の数がきわめて多く、大きい水疱を形成したり出血を伴ったり、通常では水疱が認められない手掌や足底に出現したりする場合や、経過が遷延して痂皮形成に時間を要し、時に数週間から1カ月以上にわたって水疱形成を認める場合などである。一方、内臓播種先行型といわれる、内臓病変が主で皮膚の発疹が少なく重篤な経過を呈する例もあり、発疹の出現する前に激しい腹痛、背部痛、腰痛を訴える場合もある[5]。

水痘の重症化を予測するポイントとしては、①水痘既往歴・ワクチン歴がない、②原因不明の激しい腹痛・背部痛・腰痛、③大きな水疱・出血性水疱、④手掌や足底の水疱疹、⑤肺炎の存在、⑥中枢神経症状の合併、⑦肝機能障害の存在、などがあげられる。

8）帯状疱疹

帯状疱疹は年間60万人が発症するとされ、高齢者ではその頻度が高い。再発は1〜5％以内である。病態は、後根神経節に潜伏したウイルスが局所で再活性化して、単一または複数の感覚神経支配領域の皮膚に紅斑を伴う水疱、時に小丘疹が不整な形状で出現する。一般には片側性で、神経支配領域（デルマトーム）の1〜2領域に沿った病変を形成するが、免疫抑制患者ではデルマトーム以外の場所に水痘様の病変が出現することもある。

帯状疱疹の場合は単純ヘルペスと異なり、VZVが神経線維内に存在するのではなく、神経鞘などの神経束に感染しながら下行し、神経支配

領域の皮膚粘膜に至り、紅斑、水疱、痂皮などの病変を形成する。帯状疱疹では、痂皮化するまで皮膚病変からウイルスが排出される。排出は水疱性膿疱性病変の出現から約1週間続くと考えられており、水疱が痂皮化すると感染力がなくなる。本症の70〜80％は、2〜3日もしくは1週間程度持続する前駆痛を経験する。一般に免疫が十分であれば、帯状疱疹は発症しない。再活性化が起こっても、免疫の立ち上がりが早ければ前駆痛のみで、皮膚病変を伴わない無疱疹性帯状疱疹で終わる。

　免疫不全を有する場合、皮膚病変はより広範で重症となり、上皮内ウイルス増殖によりウイルス血症が生じることもある。きわめて強い免疫抑制状態では肝臓、肺、中枢などに播種するが、この場合は皮膚病変を伴わない。治療を開始してウイルスの増殖が停止しても、見かけ上は病変の改善がない患者が2〜3割存在し、その後の治療期間で免疫が十分に立ち上がり、病変が重症化してみえる。

9) 帯状疱疹の分類

一般的な帯状疱疹：神経支配一領域のみに発疹。
複発性帯状疱疹：一領域のみならず、隣接した支配領域にみられ、さらに離れた他の神経支配領域の皮膚に、同時にまたは少し遅れて発疹が出現する（ウイルス血症を起こしていると考え、水痘と同じ隔離を行う）。
汎発性帯状疱疹：発疹が出現して4〜5日ごろに、原発部位から離れたところに水痘に似た散布疹がみられる（ウイルス血症を起こしていると考え、水痘と同じ隔離を行う）。
播種性帯状疱疹：水痘の既往がある高齢者や免疫不全者で、水痘に似た症状がみられる。再発か再感染かは明らかではない（ウイルス血症を起こしていると考え、水痘と同じ隔離を行う）。

10) 帯状疱疹合併症

帯状疱疹後神経痛 (PNH)：帯状疱疹から回復後にも3カ月以上の痛みを残す場合。
Hunt 症候群：帯状疱疹が外耳道、耳介、口腔内にできると、神経節の浮腫により顔面神経麻痺を起こし、早期にステロイドによる減圧が必要になる。

2 診断のための検査

1）水痘の診断

通常、臨床症状から診断し、確認のために以下の方法を行う。

①ウイルス分離

患者の水疱内容からのウイルス分離を行う。鼻咽頭からの分離は困難とされる。

②Tzanck法

ベッドサイドの検査法で、小水疱の内容をギムザ染色して変性した多核巨細胞の存在を判定する。診断に有用であるが、単純ヘルペスとの鑑別はできない。

③ウイルスDNA検出法（PCR法）

遺伝子学的増幅技術を用いて、数時間以内で結果を出せる利点があるが、ウイルス培養と異なり、生きたウイルスの存在を示すものではない。水痘ワクチン接種後に帯状疱疹が発症した場合、野生株か、あるいはワクチン株かの鑑別は可能である。

④抗原検出法

VZVモノクローナル抗体によるFA（Fluorescent Antibody：蛍光抗体）法は、水疱などを擦過した塗抹標本を蛍光染色し、蛍光顕微鏡下でVZV抗原を検出する。

⑤抗体検出法

EIA（Enzyme Immunoassay）法、IAHA（Immune Adherence Hemagglutination：免疫粘着血球凝集反応）法、CF（Complement Fixation）法などがある。EIA法では、IgG抗体とIgM抗体を分けて測定することができる。急性期と回復期のペア血清で、抗体価の有意な上昇、IgM抗体の上昇が見られれば確実性は増す。発疹出現1週間後くらいからIgM抗体が上昇し、1～2週間で最高となり、その後1カ月くらいで下降する。IgG抗体は1週間後くらいから上昇し、2～4週後に最高となり下降するが、抗体価は長期持続する。CF法では、発疹出現約1週間で陽性になり、3週間前後で最高となるがその後下降し、1年以内に検出感度以下になる。

⑥リンパ球幼若化反応

VZVに対する細胞性免疫能の評価法で、水痘皮内抗原を用いた皮内テストである。市販されている皮内テスト液0.1mLを皮内注射し、24～

48時間後に発赤最大径が5mm以上を陽性とし、VZVに対する細胞性免疫が陽性であることが診断できる。迅速性が求められるような場合は有用である。

2）帯状疱疹の診断

ある神経支配領域に一致して分布する紅斑、小水疱及び疼痛という典型的な臨床症状を確認できれば診断される。

① Tzanck法（前出）
② ウイルスDNA検出法

皮膚や神経からの組織あるいは浸出液などの材料である血液、唾液、髄液などからDNAを抽出して、PCR法、real-timePCR法、LAMP法などによりVZVのDNAを検出することが可能である。診断的価値が高い。

③ 抗体検出法

帯状疱疹は、水痘に罹患したことがある個体が、VZV特異的免疫反応が低下することを背景に発症するとされている。そのため以下のような特徴がある。

1）帯状疱疹患者の大多数は、発病初期の抗VZV抗体価が陰性か非常に低値。
2）このようなウイルスの再活性化では、初感染にのみ出現するIgM抗体が陽性になる場合がある。
3）CF法及びEIA法のIgG抗体を、発病初期と2週間後のペア血清を測定し、病初期に陰性だった抗体が陽性になるか、2時点間の有意な抗体価の上昇を確認できれば、帯状疱疹に伴う発疹と考えられる。

【検査の適用外】

ウイルス分離、PCR法は保険適用外で、CF法、NT法、EIA法は保険適用である。VZVに対する細胞性免疫能も保険適用外である。

3 施設内における感染経路

1）水痘

水疱出現後少なくとも5日間経過し、かつすべての発疹が痂皮化するまで、標準予防策に加え、空気予防策と接触予防策の適用が推奨される。典型的な症例では発疹出現5日間、免疫不全患者においては、その

期間は1週間かそれ以上になる。ワクチン接種をしたにもかかわらず発症した丘疹のみのBreakthrough Varicellaでは、新しい発疹が出現しなくなって24時間経過するまで隔離すれば、たとえ発疹が完全に治癒していなくても隔離を解除してよいとされる。免疫のない患者が水痘に曝露された場合は、発端患者との接触後8日以降21日まで空気予防策ならびに接触予防策が適用される。

2）帯状疱疹

帯状疱疹（限局性または播種性）に罹患している免疫不全状態の患者及び播種性帯状疱疹に罹患している免疫正常者に対しては、罹病期間中、空気予防策及び接触予防策を適用する。限局性帯状疱疹の免疫正常患者には、すべての発疹が痂皮化するまで、接触予防策と発疹の完全な被覆が適用になる。

4 感染対策

1）水痘・汎発性帯状疱疹の感染対策

明らかな接触とは、同室（自宅や2～4床の病室）にある程度の時間（15分以上）いること、また5分間対面することと定義される。すべての水痘確定例、疑い例、さらに汎発性帯状疱疹発症例に対しては、標準予防策に加え、空気予防策、接触予防策を行うべきである。

水痘と接触した免疫のない職員、入所者及び面会者を選別する。免疫のない人に対しては、接種不適当者でなければ、水痘ワクチン接種を勧める。全職員にワクチン接種を行うことより、職員から入所者にウイルス感染症を伝播しないという安心感と、入所者から職員にウイルス感染症が伝播しないという安心感を与えることが重要である。抗体の判断基準は、環境感染学会ワクチン接種プログラム作成委員会の日本環境感染学会「院内感染対策としてのワクチンガイドライン」[6]を参考に行う。欧米では、職員の水痘ワクチンの回数によって、対応が分けられている。

水痘ワクチンをすでに2回受けている職員がVZVと接触した場合には、曝露後8～21日までの間、症状観察を毎日行って監視する。もし、発熱、頭痛その他の身体症状や非典型的でも発疹が出現したら、ただちに就労制限とし、就業停止とする。また、ワクチンを1回のみ受けている職員がVZVに接触した場合には、接触後3～5日以内に水痘ワクチンを用いて2回目の接種を行う。ただし、1回目の接種から4週間の間隔

をあけて行う。接種後の管理は、ワクチンを2回接種している場合と同様である。予防接種歴のある職員がBreakthrough Varicellaを発症したら、水疱が痂皮化するまで、あるいは丘疹の場合は新しい発疹が出なくなって24時間経過するまでは、感染性があるとみなされる。

2）帯状疱疹の感染対策

発疹が限局しているか否かと免疫不全の有無で、感染対策が異なる。米国疾病予防管理センター（CDC）では、発疹が限局しており、被覆することが可能な場合は、標準予防策でよいとしている。米国の報告では、学校やデイケア施設で帯状疱疹患者が水痘の二次発生を引き起こした率は9％、水痘患者が引き起こした率は15％であった。帯状疱疹患者による水痘二次発生の方が少ないものの、注意が必要である[7]。

したがって、入所者同士の接触が多い場合は、個室収容が望ましいと考えられる。CDCの定義によると、汎発性は原発病巣と隣接する皮節から外れた場所に発疹が広がる場合としている[8]。帯状疱疹が播種性で

表1 ● 水痘患者発生時の対応と施設内の感染対策

1）水痘患者の診療・処置にあたる施設職員 ・原則、水痘抗体陽性が確認されているもの（EIA法で4.0以上を陽性…日本環境感染学会） ・水痘抗体陰性者が従事せざるを得ない場合、空気・飛沫・接触感染等全ての予防策を講じる
2）水痘罹患者に空気感染予防、一般の帯状疱疹罹患者に接触感染予防（罹患者の病変部を覆う）
3）水痘／帯状疱疹罹患者のケアは水痘抗体陽性者が原則行う
4）水痘罹患者の伝播予防 ・個室隔離（陰圧、6～12回/時以上の換気が望ましい） ・マスク…抗体陰性者はN95、それ以外はサージカルマスク　　・手洗い、手袋…標準予防策 ・ガウン、エプロン…標準予防策に準じる　　・使用器具…患者専用にする ・ゴミ…呼吸器分泌物は感染性廃棄物　　・環境…換気は十分 ・罹患者が個室を出るとき…患者はサージカルマスク
5）接触した水痘感受性者の対応 ・接触後72時間以内に水痘ワクチンを接種 ・接触後6日以内であれば水痘高力価免疫グロブリン（100mg/kg）を投与 ・予想発症日の1週間前からアシクロビルを予防内服（10mg/kg、6時間ごとを接触後7日目から1週間内服）することにより症状を抑え、かつ免疫反応を獲得することが報告されている →発症した施設職員は水疱出現後乾燥・痂皮化するまでは就業停止、入所者は隔離
6）水痘患者発生時の施設内の感染コントロール ①接触者のリストアップ…入所時から診断時までの追跡調査 ②接触者に対する調査事項…水痘の罹患歴、ワクチン接種歴 ③抗体が確実に陽性の者、既往が明らかな者以外は直ちに抗体検査 ④陰性者の対応（接触後3日以内ワクチン接種、6日以内免疫グロブリン注射） ⑤ワクチン、免疫グロブリン投与でも確実ではない →接触した感受性者は感染の可能性のある日から5日～3週間（免疫グロブリンの場合は4週間）は他の感受性者と隔離することが望ましい ⑥曝露した感受性者が多く、全員個室に収容できない場合は3～4週間の施設閉鎖を要する。

あり、免疫不全者の帯状疱疹で播種が否定できていない間は、水痘と同様に空気予防策と接触予防策を実施する[9]。免疫不全者の定義は定まったものはないが、播種性帯状疱疹を呈する可能性がある場合は、高用量のステロイド剤使用、免疫抑制剤使用などがまずあげられる。表1に当科の水痘発生時の対応と院内感染対策を示す。

3）予防

①水痘

わが国の水痘に対する対応として、今後、ワクチン接種率の上昇を目標とし、諸外国と同様に複数回の接種を検討していかなければならない。

②水痘と接触した感受性者の対応

1）接触後72時間以内に水痘ワクチンを接種。
2）接触後6日以内であれば水痘高力価免疫グロブリン（100mg/kg）を投与。
3）発症予想日の1週間前からアシクロビルを予防内服（10mg/kgを6時間ごと、接触後7日目から1週間内服）することにより症状を抑え、かつ免疫反応を獲得することが報告されている。しかし、抗ウイルス剤の本予防投与は添付文書上認められていない。Asanoらによれば、接触後7〜9日後（発端者が発症した日を0とする）に、疾患感受性のある患者にアシクロビル40〜80mg/kg/日/分4を7日間内服させた場合、発症予防効果が高まったとし（予防群発症4/25：非予防群発症25/25）、発症例においても、発熱率と水疱数が有意に少なかったと報告している[10]。また、予期せぬ水痘・帯状疱疹22事例に、水痘感受性延べ141例（うち免疫不全患者延べ65名）に、水痘あるいは帯状疱疹接触7日後からアシクロビル40mg/kg/日分4（治療の約半分）を、おおむね7〜14日内服させたところ、疾患感受性のある患者に投与した場合の発症予防効果が88％であったとする報告もされている[11]。
4）発症した職員は、水疱出現後乾燥・痂皮化するまでは就業停止。

③わが国の帯状疱疹に対する予防

今後、わが国の院内・施設内感染上重要である帯状疱疹に関して、諸外国同様に、高齢者における帯状疱疹ワクチン（水痘ワクチン）の実施を行い、免疫不全者における帯状疱疹についての積極的な予防を検討していかなければならない。免疫を有する成人や高齢者に水痘ワクチンを接種することによって、VZVに対する免疫が賦活化でき、帯状疱疹の予

防ができることが、米国の大規模試験で確認された。現在、水痘ワクチンは米国や欧州で50歳以上を対象に、帯状疱疹や帯状疱疹後神経痛の予防に使用されている。

　帯状疱疹はT細胞を介した細胞性免疫の賦与が、発症予防機構に重要な役割を果たしていることも明らかになっており、また、潜伏期の維持にもT細胞を中心とした細胞性免疫が必須である。帯状疱疹発症者は、VZVに対する特異的細胞性免疫が低下しており、高齢者に水痘ワクチンを接種することで、水痘特異的細胞性免疫を増強させ、帯状疱疹発症を予防しようとする。欧米で使用されているZostavax®のウイルス量は、1万9,400PFU/dose以上である。このウイルス量は、水痘生ワクチン接種によりIFN-γを基準として、細胞性免疫の上昇率をプラトーにする最小ウイルス量である。わが国の水痘ワクチンは、4万2,000～6万7,000PFUで十分対応可能であるが、現在まだ保険適用外である。

文献

1) Mermelstein RH, et al : Ann Int Med 1961 ; 55 : 456-463.
2) 斎藤美和子、他：日呼吸会誌 1988 ; 78 : 728-735.
3) Kliegman RM : Textbook of Pediatrics. 19th ed : LaRussa OS, et al ; 2011. 1105-1106.
4) Galea, et al : J Infect Dis 2008 ; 197 Suppl 2 : S165-169.
5) 加藤亜紀子、他：小児科臨床 1999 ; 52 : 1799-1803.
6) http://www.kankyoukansen.org/other/vacguid.pdf
7) Viner K, et al : J Infect Dis 2012 ; 205 : 1336-41.
8) CDC : Preventing Varicella-zoster virus Transmission from Zoster in Healthcare settings (http://www.cdc.gov/shingless/hcp/HC-settings.html#patients)
9) 勝田友博、他：日児誌 2011 ; 115 : 647-52.
10) Asano Y, et all : Pediatrics 1993 ; 92 : 219-222.
11) Shinjoh M, et al : J Host Infect 2009 ; 72 : 163-8.

和田靖之

1 呼吸器感染症

ix 麻疹

麻疹の基本

症状：経過はカタル期、発疹期、回復期に分けられる。カタル期では発熱、咳嗽、咽頭痛、全身倦怠感が認められる。発疹期に移行する1〜2日前より、典型的な麻疹では特徴的なコプリック斑を頬粘膜に認める。発疹期には再度発熱とともに頭頸部より発疹が出現し、体幹、四肢へと全身性に拡大し癒合傾向を示す。回復期では解熱し発疹は色素沈着を残し、その後、退色傾向になり臨床症状の改善を認める。

潜伏期間：10〜12日。発疹の出現する5日前から出現後5日間くらいまで感染力を有する。学校保健法では、発疹に伴って出現した発熱が解熱後3日を経過するまでは出席停止とする。

感染経路：感染力はきわめて強く、感染後の発症率は感受性者で90％以上である[1]。感染経路は、空気感染のほか、飛沫感染、接触感染も見られる。上気道より侵入し、鼻咽頭粘膜細胞に吸着して感染が成立、その後リンパ節、脾臓、胸腺など全身のリンパ節を中心に増殖する。

POINT

- わが国では近年、麻疹患者数が急激に減少し、2015年3月27日にはWHOより日本国内における麻疹の排除が認定された。これはわが国における麻疹ワクチンの2回接種化、またその接種率の向上が大きく関与している。
- 海外では、依然として麻疹の流行を認める国・地域がある。わが国では2016年以降も輸入例を発端とする集団発生が散発している。
- 医療従事者や施設職員は麻疹に対するハイリスクグループであり、前もって麻疹抗体の確認や麻疹ワクチン接種を積極的に行い、集団における麻疹への曝露に備えておかなければならない。
- 近年、幼児期に接種した麻疹ワクチンの効果漸減に伴う二次性ワクチン効果不全などによって、修飾麻疹の出現が問題になっている[2]。

1 感染を疑う症状

1) 典型的な麻疹の臨床経過

　麻疹は、10〜12日間の潜伏期を経て、38〜39℃台の発熱で発症する。通常、鼻汁、強い乾性咳嗽、結膜炎など（カタル症状）を呈するカタル期に入り、この時期が最も感染力が強い[3]。なお、ウイルスの排出は発症前日から始まっており、患者は周囲の感染源となり得る。その後いったん解熱し、同時に両側頬粘膜に診断的価値の高いコプリック斑を認める。間もなく40℃に達する高熱とともに発疹が出現し、発疹期が始まる。耳介後部から後頸部に出現した発疹は、次第に顔面に広がる。その後約2日で体幹から四肢末端へと全身に拡大し、弧在していた個々の発疹は癒合傾向になる。発疹出現後3〜4日で解熱し、発疹は茶褐色の色素沈着を残し、解熱後3日目には感染性もなくなる。したがって、発症前日から解熱後2日経過するまでの約1週間〜10日の間、感染予防策を実施する必要がある。

2) 成人麻疹

　小児と成人の麻疹の臨床症状は大きく異なることはないが、症状の程度や発症機序の割合（初感染と二次性ワクチン効果不全（secondary vaccine failure：SVF）との割合）が異なる。

　成人の初感染の場合は重篤感が強く、カタル期も長い（発熱から発疹出現までの期間）、コプリック斑が口腔粘膜から食道や胃粘膜にまで拡がり、長期間持続することもある。発疹の数は小児より多く、より癒合傾向が強い[4]。咽頭痛を強く訴える場合が多く、下痢もよくみられる。一般に成人の麻疹患者は重症化するといわれ、肺炎や脳炎等の合併症はやや多い傾向にあり、肝障害が強く出現する[5]ものの、発熱期間、最高体温、CRPなどは小児と特に有意差はみられていない。成人例の肝組織学的所見ではリンパ球の浸潤を伴う点状〜巣状の肝細胞壊死を認めるが麻疹に特徴的な病理像はみられなかったという[6]。

　成人の麻疹感染による免疫機構への影響は小児とは異なっているという報告もある[7]。麻疹の経過中に一過性の細胞性免疫能の低下が出現するが、特に成人ではその期間が延長するという。発疹の出現から約1カ月間はCD4陽性T細胞が減少し、ツベルクリン反応などの遷延型過敏反応が抑制される。1〜3歳時でのリンパ球数は約2週間以内に回復す

るのに対し、1歳未満や成人における回復は1カ月以上も遷延する。このようにリンパ球数の減少が高度かつ長期に持続するため2次感染を起こしやすくなり、この時の細菌性肺炎の起炎菌は肺炎球菌が最も多く、その他にインフルエンザ菌やブドウ球菌の関与がある。HIV感染者などで細胞性免疫能が低下した例では麻疹罹患時に発疹が出ないなどの非特異的な経過をとることがあり、また巨細胞性肺炎や亜急性脳炎などの合併症が多いことも知られている。重症免疫不全患者の曝露前予防のための生麻疹ワクチン接種は禁忌で、末梢血リンパ球数で500個/μL、CD4陽性T細胞数が200個/μLを下回った場合に麻疹ワクチンを接種しないように米国では勧告している

麻疹肺炎は成人で重症化しやすい。発熱、カタル症状、全身の紅斑、コプリック斑などの麻疹に特徴的な症候が出現し、その2日〜数日後に呼吸困難や乾性咳嗽を認める。胸部の聴診はほぼ正常所見であるにもかかわらず低酸素血症を認め、急性呼吸窮迫症候群（ARDS）に至ることも多い。胸部X線では間質性陰影、多発する小粒状影、consolidationなどの多彩な像がみられる。胸部CTが診断上有用なことがある[8]。

3）修飾麻疹

典型的な麻疹とは異なり、麻疹に対する免疫が残存していることによって、症状や経過が修飾された非典型的な麻疹を示す（異形麻疹は過去に不活化麻疹ワクチンを接種時に発現した非典型的麻疹で、修飾麻疹とは区別される）。修飾麻疹の特徴としては、①潜伏期の延長（14〜20日）、②発熱、発疹（赤みも薄く風疹様なことが多く、回復期に色素沈着を残さないことも多い）、カタル期の症状が軽度、③コプリック斑は出現しないことが多い、④経過が短い、⑤初感染の麻疹に比して合併症も少ない、などの特徴がある。

近年わが国では成人麻疹症例の増加がいわれているが、高齢者層の麻疹罹患率は低い。2014年の厚生労働省の報告では、麻疹患者の44%を20歳以上が占めているが、50歳以上の割合は2%にとどまっている。また国立感染症研究所による2001年の感染症流行予測調査で麻疹ワクチン未接種者の麻疹PA抗体保有率を調査したところ、60歳以上ではPA抗体68倍以上が100%で高齢者の抗体保有率は高い。この結果より高齢者の麻疹初感染は極めてまれで、高齢者の麻疹のほとんどがSVFによる発症であるといえる。

自然麻疹と修飾麻疹の比較を**表1**に示す。

修飾麻疹の最も多い原因は麻疹ワクチンの1回接種による二次性ワク

表1 ❤ 自然麻疹と修飾麻疹の比較

		自然麻疹	修飾麻疹
宿主	麻疹ウイルスへの免疫	ない	不完全
	具体例	ワクチン未接種の人、ワクチンの効果がなかった人（Primary Vaccine Failure）、（まれに）ワクチンの効果が完全に消失した人（Secondary Vaccine Failure）	母体由来の移行抗体が残っている乳児、ガンマグロブリン製剤を投与された人、麻疹ワクチン接種によって獲得した免疫が年を経て減弱した人
潜伏期		8〜12日	14〜20日
臨床症状	カタル症状	あり（咳、鼻水、くしゃみ、結膜充血、眼脂、羞明など）	ない、あっても軽度
	コプリック斑	あり	ないことが多い
	熱	約1週間の高熱	発熱期間は短く、高熱でないことが多い
	発疹	3日前後のカタル期の後で出現する。毛髪線から始まり、顔面から四肢末端へ遠心性に広がる斑丘疹で、融合傾向がある。出現の際と同じ順序で消退し、色素沈着を残す	急速に出現し、四肢末端から始まることが多い。淡い斑丘疹で、融合傾向や色素沈着はほとんどない。数日で消退することが多い。時にまったく発疹が出現しないこともある
合併症		肺炎（6%）、中耳炎（7%）、クループ、脳炎（0.1%）、SSPE（0.001%）、心筋炎、下痢（8%）など	まれ（ただし脳炎の報告もある）
予後		死亡率0.1〜0.3%（死因は肺炎と脳炎が多い）。麻疹脳炎では15%が死亡し20〜40%が後遺症を残す	通常は良好
血清学的診断		〈病初期〉IgG陰性/IgM陽性→〈回復期〉IgG陽性/IgM陽性	〈病初期〉IgG当初から陽性/IgM陽性または陰性→〈回復期〉IgG有意な上昇/IgM陽性または陰性
感染性		強い	自然麻疹よりは弱い

文献11）より抜粋

チン効果不全（SVF）である。かつて麻疹は一度罹患すれば終生免疫を獲得し二度と罹らないとされ、麻疹ワクチン接種による免疫も同様であると考えられていたが、これは麻疹の流行による自然感染（不顕性）によってブースター効果が生じワクチンによる免疫が維持されていたものであったことが明らかになった[9]。わが国の麻疹ワクチン接種率が増加することに伴い麻疹の流行が減少すると、小児期の麻疹ワクチン接種後に自然感染によるブースターの機会が減少し、成人になるに従い麻疹に対して獲得していた免疫の低下が進み、再感染をしてしまうこととなった。このようなSVFの場合B細胞メモリーが残存している場合が多く、発症時にIgM抗体が陰性で診断が遅れることも多いため、できるだけIgG抗体およびIgM抗体をペア血清で測定するほうがよい[10]。

修飾麻疹ではIgG抗体が急性期早期より上昇しており、またペア血清で有意な上昇が確認されるが、IgM抗体は陰性あるいは低値であることが多い。

2 診断のための検査

1）麻疹特異的IgM抗体の検出

　Enzyme Immunoassay（EIA）法。ワンポイントの麻疹IgM抗体測定は、次のペア血清における抗体価の陽転化ないし有意な増加に比較して時間がかからないためよく使用される。通常少なくとも28日間は陽性が持続する。しかし、①発疹後3日経過しないと100％陽性にならない（偽陰性）、②突発性発疹、伝染性紅斑、デング熱などのウイルス性発疹でも交差反応を起こす（偽陽性）。特に1.21～8.0未満の抗体価では偽陽性の可能性があり、最寄りの保健所に検体を出す必要がある。③修飾麻疹の原因で多いSVFでは、IgMが陰性である場合が多い、などの問題を有している。

2）麻疹特異的IgG抗体の急性期と回復期のペア血清

　赤血球凝集抑制（Hemagglutination Inhibition：HI）法、ゼラチン粒子凝集（Particle Aggulutination：PA）法、中和（Neutralization Test：NT）法などの血清希釈倍数をもって抗体価を表示する方法では、抗体の陽転あるいは4倍以上の上昇を有意な上昇とする。HI法はNT法、PA法、EIA法よりも感度が低いが、HI≧8倍は発症予防レベルである。補体結合反応（Complement Fixation：CF）法は麻疹免疫の抗体測定には推奨されない。ペア血清の場合は、生後6カ月未満の乳児では母親からの移行抗体の問題、またγグロブリンの投与などに影響を受けることも明らかになっている。

3）ウイルス分離

　発疹出現前の発熱期の血液、咽頭ぬぐい液などを検体としてB95a細胞を用いると、早ければ翌日に、麻疹に特異的な細胞変性効果（CPE）が出現し、診断が可能になる[12]。また麻疹ウイルスレセプターSLAM（Signaling Lymphocyte-Activation Molecule：CDw150）を発現したVero細胞でも、ウイルス分離が可能である[13]。

4）麻疹ウイルスRNA検出

　RT-PCR（Reverse Transcription Polymerase Chain Reaction）法、RT-LAMP（Reverse Transcription Loop-Mediated Isothermal

Amplification）法、real-time quantitative RT-PCR法などがある。

5）臨床的麻疹症例定義

①臨床症状による基準は、a）3日以上持続する全身性発疹、b）38.3℃以上の発熱、c）咳、鼻汁、結膜炎である。

②実験室診断による基準は、a）麻疹特異的IgM抗体陽性、b）麻疹抗体の有意な上昇、c）臨床検体（末梢血単核球、尿、咽頭ぬぐい液、鼻咽腔液など）からの麻疹ウイルス分離である[14]。

麻疹は、2008年1月より全数把握疾患に位置づけられ、診断されたすべての麻疹患者が届け出の対象になっている。わが国は麻疹排除を目指しており、実験室診断に基づく全数把握が必要である。そのため、年齢にかかわらず、結膜炎、咳、鼻汁を伴う発熱性疾患を認めた場合は麻疹を疑って、全例実験室診断を実施する。3種類のサンプル（EDTA採血をした血液、尿、咽頭ぬぐい液か鼻咽腔液）を採取して、医療機関を管轄している保健所を通して衛生研究所に送付することが勧められている。末梢血単核球や尿からは、比較的長くウイルスRNAが検出される。

図1 ● 最近の知見に基づく麻疹の検査診断の考え方

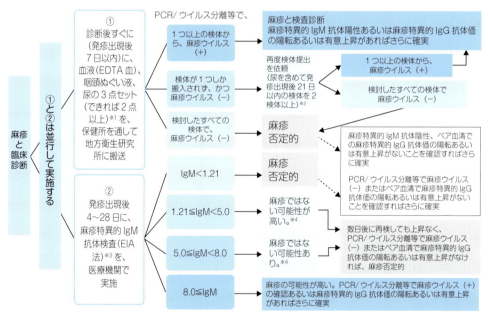

※1 麻疹と臨床診断したら24時間以内を目途に保健所に「麻しん発生届」を提出し、それと同様に保健所を通して地方衛生研究所に検体を搬送する。取り扱う検体は自治体によって異なるため、保健所に確認する。
※2 発疹出現後8日以上経っている場合でも、麻疹ウイルス遺伝子は比較的長期に検出されると報告あり。麻疹に限ったことではないが、ウイルス感染症を疑った場合や、その原因が明らかになるまで、ペア血清での診断を可能にするため、急性期の血清の冷凍保管は、極めて重要である。
※3 1.21以上を「陽性」と判定している国内の検査キット（デンカ生研（株））での基準。麻疹含有ワクチン接種から8〜56日の場合、麻疹特異的IgM抗体が陽性になる場合がある。地方衛生研究所に検体が搬入されていれば、検出される麻疹ウイルスの遺伝子型により、ワクチンによる反応か、麻疹の発症かを鑑別可能となる。ワクチンの場合は遺伝子型Aであり、Aが検出された場合は、「麻しん発生届」は削除となる。
※4 パルボウイルスB19による伝染性紅斑、HHV-6・HHV-7による突発性発疹、デング熱の急性期に麻疹IgM抗体が陽性になる場合がある。
（国立感染症研究所麻疹対策技術支援チーム作成）

文献15）より抜粋

これらの検体を用いて、麻疹ウイルスN遺伝子の塩基配列から遺伝子型が検討され、輸入麻疹症例などの鑑別が行われる。

国立感染研究所麻疹対策技術支援チーム作成の最近の知見に基づく麻疹の検査診断の考え方を図1に抜粋する[15]。

3 施設内における感染経路

空気感染、飛沫感染。感染力が最も強いのは、発疹前の咳の出はじめるころである。以前は春から夏にかけて流行期があったが、最近は年間を通じて発生している。空気感染では、ウイルスを含んだ飛沫核が長時間室内を浮遊し続けるため、空気の流れにより広範囲に感染が拡大する可能性があることを意味する。また、患者周囲に飛散する飛沫を介した感染も生じるが、このような感染性の飛沫を浴びてしまう危険がある場合には、個人防護具（マスク、ガウン、グローブなど）の着用が標準予防策で規定されている。つまり、標準予防策と空気予防策を確実に行うことが感染予防上重要となる。

4 感染対策

1）隔離の基準

空気予防策の基本は患者の隔離である。米国疾病管理予防センター（CDC）のガイドラインでは、空気感染隔離室への隔離を推奨している[16]。空気感染隔離室は、以前、陰圧隔離室と呼ばれていたもので、1時間に6〜12回の換気がなされ、病室内が陰圧になり、空気は建物の外部に直接排気されるか、病室に戻る前にHEPAフィルターで濾過されてから再循環させられるものと規定されている。

しかし、わが国ではこのような設備がない施設が多く、現実的には換気可能な個室での管理が行われることとなる。注意点として、廊下に面した扉は可能なかぎり閉じておき、開閉は最小限に止めること、定期的に部屋の換気を行うこと、などがあげられる。また、ほかの入所者、施設内利用者の配置にも配慮し、重症化する恐れのある免疫不全者や、ワクチン未接種の感受性者の部屋とは距離を設ける。流行時で複数の麻疹患者がいる場合は、ハイリスクな感受性者から離れた部屋で集団隔離を行う。隔離の解除はウイルス排泄期間を考慮して、解熱後3日以降とする。

表2 ● 職員の麻疹に対する管理

1）平時の対応
①雇用時、麻疹ワクチン接種歴／麻疹既往歴の確認
②雇用時、麻疹抗体価（EIA法…当院では8.0以上）を測定し、陰性者にワクチン接種
③麻疹抗体価の測定及びワクチン接種
（目的）職員から入居者への感染予防
（対象者）新規雇用者、麻疹ワクチン接種ならびに既往歴が不明な者
④麻疹ワクチン不適当者
発熱、妊娠の可能性、重篤な基礎疾患、血小板減少、3カ月以内に免疫グロブリン投与、
免疫低下、本成分でのアナフィラキシー／アレルギー体質の著明なもの
⑤接種法　麻疹弱毒化生ワクチン（MRワクチン）0.5mLを皮下注、原則1回
⑥予測される副作用
発熱／発疹（10〜15%）：接種後5〜10日、アレルギー：接種部の発赤、アナフィラキシー、
血小板減少（10万人に1人以下）：接種後2カ月以内
⑦注意事項…抗体陽性率は95%。接種後2カ月は妊娠をさける。ツベルクリン反応は接種後4〜6週後に施行
2）麻疹患者発生時の対応
①麻疹抗体陰性もしくは明らかでない場合→直ちに抗体価検査を施行し、3日以内ならばワクチン接種、4日以上経過していれば6日以内に免疫グロブリン。結果判明に時間がかかる場合は判明前に接種可
②上記施行後も100%予防できないので曝露から5〜20日は感受性者の接触は断つ
③発症した職員は発疹出現から7日は就業停止

2）麻疹患者発生時の対応と施設内感染対策

感受性者が麻疹ウイルスの曝露を受けた場合、接触者としての対応を要する。特に施設内の集団では、二次発症の予防が重要である。麻疹患者が発症した場合、発熱前日からの接触者をリストアップし、麻疹の既往歴、予防接種歴を確認する。感受性のある接触者は症状の有無にかかわらず、曝露後5〜21日目まで空気予防策を適応する。しかし、集団内で最初に麻疹の発症が明らかになった場合、多くは発疹が出現する時期になって診断されており、発疹出現5日前より感染力があることを考え合わせると、すでに周辺への感染は生じていると考え、その後の発熱者は麻疹発症者として取り扱ったほうがよいとされている。

職員の麻疹に対する管理を**表2**に示す。施設での麻疹患者発生時の対応と施設内感染対策は**表3**に示す。

3）接触者に対する予防

麻疹は感染後発症までに時間を要するため、潜伏期の間にワクチン、γグロブリンによる予防を行うことができる。ウイルスへの曝露から72時間以内であれば、麻疹ワクチンの接種が第一選択となる。しかし、近年ワクチンでの予防策は、曝露後36時間未満にできるだけ速やかに行うことがよいとされている[17]。

表3 ● 麻疹患者発生時の対応と施設内感染対策

1）麻疹患者の診療・処置にあたる施設職員
・原則、麻疹抗体陽性が確認されているもの（EIA法で16.0以上を陽性…日本環境感染学会）
・麻疹抗体陰性者が従事せざるを得ない場合、空気・飛沫・接触感染等全ての予防策を講じる
2）麻疹流行時の対応
・麻疹患者と他の入所者との接触がないように配慮
・麻疹疑い患者と麻疹抗体陰性者の接触がないように配慮
3）麻疹罹患入所者からの伝播の予防
・個室隔離（可能であれば陰圧、6～12回/時以上の換気が望ましい）
・マスク…抗体陰性者はN95
・手洗い、手袋…標準予防策
・使用器具…患者専用にする
・ゴミ…呼吸器分泌物は感染性廃棄物
・環境…換気は十分
・罹患者が個室を出るときはサージカルマスク着用
4）麻疹患者発生時の施設内の感染コントロール
①接触者のリストアップ…入所時から診断時までの追跡調査
②接触者に対する調査事項…麻疹の罹患歴、ワクチン接種歴
③抗体が確実に陽性、既往が明らかな者以外は直ちに抗体検査
④陰性者の対応（接触後3日以内ワクチン接種、4日以上6日以内免疫グロブリン注射）
⑤ワクチン、免疫グロブリン投与でも確実ではない
→感染の可能性のある日から5日～3週間（免疫グロブリンの場合は4週間）は感受性者と隔離することが望ましい
⑥曝露した感受性者が多く、全員個室に収容できない場合は3～4週間の施設閉鎖を要する

　発症予防のメカニズムは、麻疹ワクチンまたは麻疹・風疹混合ワクチン（MRワクチン）の接種によって誘導された特異免疫により、感染した麻疹ウイルス野生株の増殖を抑制するものであるため、ワクチンの接種は曝露後早ければ早いほどよい。ワクチン接種不適当者や、すでに72時間経過している場合には、曝露後6日以内にγグロブリン製剤を投与する。保険適用は筋注用のγグロブリン製剤のみで、静注用は認可されていない。緊急のγグロブリンの投与は、その他に症状の軽減につながることもあるので、ことに免疫異常のあるハイリスク者で麻疹感受性者、ワクチン未接種者などには投与を行う。しかし、これらの予防策でも100％麻疹発症を阻止できるものではないことを理解しておくことは重要である。

4）一般的な予防としての麻疹ワクチン、MRワクチン

　麻疹ワクチンの1回接種で十分な免疫を獲得できなかった一次性ワクチン効果不全（Primary Vaccine Failure：PVF）と、ワクチンによって得られた免疫が時を経て低下し、軽症ではあるが麻疹に罹患しうるSVFとがある[18]。近年、これまでのように周囲の麻疹流行期の自然麻疹からのブースター効果が期待できなくなっているため、麻疹発生時にはSVF

の発生が今以上に増加すると思われる。そのために、2006年4月から2回接種法に変更された。

　MRワクチンでは、2回接種した人の予防効果は麻疹ワクチンで95〜98％、風疹ワクチンで98％以上とされ、評価の高いワクチンである。わが国の標準的な接種時期は、1歳の誕生日過ぎの早期（生後12〜15カ月）と小学校入学前の1年間である。麻疹ワクチン接種後の抗体獲得率は95％以上であるが、約5％は数年後に抗体価が陰転化する。2回接種すると99％の人は抗体が陽性になる。麻疹ワクチン定期接種以外に任意接種も可能で、1977年以降に生まれたワクチン世代の人で、明らかに麻疹の既往歴がない人は、2回目のワクチン接種が勧められる。このように2回接種によりPVFとSVFが減少し、さらに全体の接種率の向上が維持されたため、2015年3月27日にはWHOより日本国内における麻疹の排除が認定された。しかし、現在も麻疹が他国より輸入される事例も存在するため、麻疹抗体の維持は重要である。

文献

1) 国立感染症研究所感染症情報センター．麻疹．http://idsc.nih.go.jp/idwr/kansen/k03/03_/k03.html,2003
2) 国立感染症研究所感染症情報センター．麻疹．http://idsc.nih.go.jp/disease/measles/report2002/measles_top.html,2002
3) 多屋馨子：臨床と微生物 2006；33（suppl）：603-10.
4) Gershon A：Harrison's principles of internal medicine 16th ed, Kasper DL, et al, ed. McGraw-Hill Companies, 2005, 1148-51,
5) 藤巻英彦，他：日児誌 2004；108：971-4.
6) 仁木康雄，他：肝臓 1993；34：541-7.
7) 岡田晴恵：臨床とウイルス 2003；31：19-29.
8) 田中裕士，他：日胸疾会誌 1993；31：1129-33.
9) Whittle HC, et al：Lancet 1999；353：98-102.
10) 寺田喜平：小児科 2013；54：117-22.
11) 森内昌子，他：小児内科 2009；41（7）：993-7.
12) Kobune F, et al：J Virol 1990；64：700-5.
13) Tatsuo H, et al：Nature 2000；406（6798）：893-7.
14) Chen T, et al：Pediatr Infect Dis J 2010；29：794-800.
15) IASR Vol.31 No.2（No.360）February 2010, IASR Vol.31 No.9（No.367）September 2010.
16) 満田年宏：隔離予防策のためのCDCガイドライン医療環境における感染性病原体の伝播予防 2007．ヴァンメディカル，2007．
17) CDC：MMWR 1998；47：1-57.
18) Gershon AA：Principles and practice of infectious disease, 6th ed. Mandell GL, et al ed. Elsevier, 2000：2031-38.

〔和田靖之〕

2 消化器感染症

i ノロウイルス

ノロウイルスの基本
症状：激しい下痢、水様便、嘔吐、腹痛、発熱。
潜伏期間：12〜48時間（72時間）。
感染経路：接触・経口感染、飛沫感染、空気感染。

POINT
- 感染性胃腸炎患者が多数発生した場合、迅速診断キットによる診断が役立つ場合がある。
- 施設内で感染者が発生した場合、感染源を特定し、有効な感染対策を行う。
- 症状消失後も便中にウイルスを排泄しており、感染対策上注意を要する。
- 手洗い、個人防護具を適切に使用し、感染経路を遮断することが重要である。

1 感染を疑う症状

　急激に下痢、嘔吐、嘔気、腹痛、発熱などの症状を呈し、時に頭痛、悪寒、筋肉痛、倦怠感などを伴うこともある。軟便、嘔気などのごく軽い症状だけの場合もある。免疫能低下患者では持続性下痢症、過敏性腸症候群の原因となることがある[1]。

　潜伏期は12〜48時間であるが、72時間と長いこともある。発症前の3日以内に外泊や外出での飲食、外部からの食事の持ち込みがあった場合には、それらの食品が原因食品である可能性がある。通常、症状は発症後1〜3日間持続するが、4〜6日間持続する場合もある。

2 診断のための検査

　ノロウイルスの検査には、抗原検出法と遺伝子の検出法がある。抗原検出法のみが保険適用となっているが、感度的には遺伝子の検出法であるRT-PCR法のほうが優れている。
　ノロウイルスの抗原検出には、ウイルス様粒子をウサギに免疫して得

たポリクローナル抗体を用いて作成されるELISAキットやイムノクロマト法（IC法）があり、迅速かつ簡便な抗原検出が可能である。感染性胃腸炎患者が多数発生した場合、このような迅速診断キットによる診断が役立つ場合がある。陽性になるためには、検体中に$10^5 \sim 10^6$コピー／mL以上のウイルス量が必要とされているため、陰性であってもノロウイルス感染を否定することはできない。ウイルス排泄のピークは発症後48～72時間以内であるため、この時期に検査されることが望ましい。

【検査の適用外】

浣腸を使用した際の便や、嚥下補助食品や経管栄養食などのゲル化剤などを含む食事を摂取している場合は、IC法キットの使用は避ける。

3 施設内における感染経路

1）食品、調理者からの感染

ノロウイルスに汚染された食品を十分加熱しないまま食べると、人体に感染する場合がある。汚染された貝類から、調理者の手や包丁、まな板などを介してほかの食材が汚染されたり、ノロウイルスに感染した調理者の手指についたウイルスが食品を汚染したりして、その食品を食べた人が感染する例もある。施設内で短期間に胃腸炎患者が多発した場合は、食品からの感染も考慮し、調理者の健康状態などの確認も必要となる。

2）介護者からの感染

介護者がノロウイルスに感染している場合、介護者の手を介して感染する場合がある。ノロウイルス感染後は、症状が消失した後も3～7日間ほど便中に排出される。そのため、感染予防策は症状が改善した後も続ける必要がある。入所者がノロウイルスを発症している場合、おむつ交換時に介護者の手を介して、ほかの入所者へ伝播する場合もある。

3）環境からの感染

ノロウイルス感染者が使用したトイレは、便座やフタ、ドアノブが汚染されている場合があり、感染者の次に入った者が手を汚染し、手から経口感染を起こすことがある。また、感染者が部屋で嘔吐した場合は、同室者が飛沫感染、場合によっては空気感染を起こすことがある。吐物が乾燥してウイルスが舞い上がり、感染した事例も報告されている。

4 感染対策

　ノロウイルスの感染経路としては、接触感染が最も頻度として高いが、嘔吐物や便の処理時の飛沫感染、密室で嘔吐した場合の空気感染も起こりうる。この場合、サージカルマスクをしていても感染は防げない。また、嘔吐物あるいは下痢便が乾燥し、ウイルスが舞い上がって吸い込むことによる空気感染も起こりうる。施設にてノロウイルス感染入所者を確認した際には、その後の感染拡大を防止するために、感染源の確認が必要である。

　感染対策は、感染源の封じ込めと感染経路の遮断である。しかし、感染者を個室などに隔離しても介護者は接触するため、標準予防策と感染経路別予防策などの感染経路の遮断が最も重要となる。ノロウイルス感染対策を**表1**に示した。

表1 施設におけるノロウイルス対応

隔離	・原則個室管理（室内トイレを使用） ・個室が用意できない場合：大部屋を個室化する（ポータブルトイレ使用の検討） ・胃腸炎症状が完全におさまってから2日間が経過した後は、個室隔離の解除が可能 ・発症後1〜4週間はウイルスが継続的に排泄されるため、この期間、流水と石けんを使った手洗いを遵守するよう指導
トイレ	・共同トイレ使用後、0.1％次亜塩素酸ナトリウムガーゼで毎回清拭 ・排泄処置後の患者及び職員は、十分に手を石けんで洗い、流水で流す
環境（清掃）	・次亜塩素酸ナトリウムによる除菌清掃
吐物などの処理	・ビニールエプロン（ガウン）、マスク、手袋を着用。直接皮膚や粘膜と接触しないように処理
リネン類	・ビニール袋に「ノロウイルス疑い」と明記
汚染物の洗濯前消毒	・付着物を除去後、0.02％の次亜塩素酸ナトリウムで30分浸漬後洗濯 　または ・85℃1分以上の熱湯消毒
清潔	・症状がある者は入浴を避ける ・症状が落ち着いたらシャワー浴とし、最後に実施 ・風呂使用後は風呂用洗剤で清掃し、熱いお湯で洗い流す
食事	・食器をディスポ容器とし、食後は容器ごと感染性廃棄物とする
X線	・原則病棟でポータブルレントゲン撮影 ・撮影室で実施する場合：順番は最後。用便をすませ手洗い、予防衣、マスク、手袋を着用
検査、治療、手術	・必要不可欠な場合：順番は最後。用便をすませ手洗い、予防衣、マスク、手袋を着用
面会	・面会は最小限。面会時、感染の危険性を十分説明し手洗い、マスク着用
カーテン類	・大部屋の場合：転室・転棟・退院時に室内のベッド周囲のカーテンを交換、洗濯する ・個室の場合：転室・転棟・退院時にベッド周囲のカーテンを交換、洗濯する ・患者の吐物、便汁などで汚染した場合、速やかに交換、洗濯する

1）感染源の封じ込め（入所者の配置）

感染性微生物の伝播の可能性を考慮し、入所者を配置する必要がある。特に、環境を汚染する可能性がある者は個室に隔離し、ほかの者への感染の伝播を防ぐ必要がある。複数の感染者が発生した場合、個室隔離が困難な際には、大部屋に集めてコホートすることが勧められる[2]。

2）感染経路の遮断

標準予防策

患者は何らかの感染症に罹患しているという前提で、患者の汗を除く体液、血液、分泌物、排泄物（尿、便、髄液、胸腹水など）や傷のある皮膚、粘膜は感染の可能性のあるものとして取り扱う。下痢、嘔吐を認めない者に対しても、便中にノロウイルスが排泄されている可能性を考え、標準予防策で対応する。

手指衛生

ノロウイルスにはアルコール消毒は無効であり、石けんと流水による手洗いが基本である。20秒以上かけて、十分に手洗いすることが必要である[1]。手袋に穴が開いている場合や、はずす際に手が汚染される場合があり、入所者の吐物、便などに触れた際には手袋を取りはずした後も、必ず手洗いを行う。

個人防護具

ウイルスにより手が汚染されることを防止するために、吐物、便などの湿性生体物質を処理する際には、手袋やガウン、プラスチックエプロンを使用する。ガウンの表面は汚染されている可能性があり、手で触れないように取りはずす必要がある。

入所者が嘔吐している際などで飛沫曝露の可能性がある場合、サージカルマスクを装着する。嘔吐時にウイルスがエアロゾル化した可能性がある場合、空気感染の可能性を考えて、N95マスクを使用する。

環境の維持管理

病原体に汚染されやすい環境表面（ベッド柵、床頭台、ドアノブ、手すり、水道のコックなど）は、頻回に清掃する。特に汚染されやすいトイレの洗浄・消毒の手順を表2に示した[3]。

ノロウイルスは、乾燥した室温の環境下で28日以上生存し、洗浄しても20日以上カーペット内で生存が可能であったと報告されている[2]。吐物などで環境が汚染された場合、次亜塩素酸ナトリウムを用いて消毒しないかぎりウイルスは残存し、乾燥するとウイルスは舞い上がる[4]。

このような場合には、感染を防御するために手袋、マスク、ガウンを着用する。床やドアノブの消毒には、次亜塩素酸ナトリウムを0.02〜0.1％の濃度で使用する。金属などに使用する場合は、腐食する可能性があるため、一定時間消毒後に水で拭きとる（**表3**）[3]。

リネンと洗濯

　ノロウイルスに汚染された寝具、タオル、寝衣などのリネン類は、次亜塩素酸ナトリウムを用いて消毒する。汚物を下洗いした後、0.02％に浸漬してから洗濯機で洗浄する。また、ノロウイルスは85℃で1分間以上の処理で死滅するため、熱水での洗浄やスチームアイロンでの処理も

表2 ▼ トイレが汚染された場合の洗浄・消毒の手順

準備する物品：使い捨て手袋、マスク、ガウンやエプロン、拭き取るための布やペーパータオル、ビニール袋、次亜塩素酸ナトリウム、専用バケツ、その他必要な物品

使い捨ての手袋とマスク、ガウンあるいはエプロンを着用する

便などで汚染された便座や床は、使い捨ての布やペーパータオルを使い0.1％次亜塩素酸ナトリウムで浸すように拭く
量が多い場合は使い捨ての布やペーパータオルで拭き取り、その後、次亜塩素酸ナトリウムを染み込ませた布やペーパータオルなどで浸して拭く

使用した使い捨ての布などは、すぐにビニール袋に入れ処分する（この際、ビニール袋に0.1％次亜塩素酸ナトリウムを染み込む程度に入れ消毒することが望ましい）。その後、手袋をはずして（外側を内にする）、同じように処分する。終了後、手洗いをする

表3 ▼ 嘔吐物の処理の手順

準備する物品：使い捨て手袋、マスク、ガウンやエプロン、拭き取るための布やペーパータオル、ビニール袋、次亜塩素酸ナトリウム、専用バケツ、その他必要な物品

汚染場所に関係者以外の人が近づかないようにする
処理をする人は使い捨て手袋とマスク、エプロンを着用する

吐物は使い捨ての布やペーパータオルなどで外側から内側に向けて、拭き取り面を折り込みながら静かにぬぐい取る

使用した使い捨ての布やペーパータオルなどはすぐにビニール袋に入れ処分する（ビニール袋に0.1％次亜塩素酸ナトリウムを染み込む程度に入れておく）

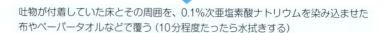

吐物が付着していた床とその周囲を、0.1％次亜塩素酸ナトリウムを染み込ませた布やペーパータオルなどで覆う（10分程度たったら水拭きする）

処理後は手袋をはずして手洗いをする。手袋は、使った布やペーパータオルなどと同じように処分する

有効である。

おむつ交換

便中にはノロウイルスが多量に存在しており、おむつ交換時に高濃度のウイルスにより曝露される危険性がある。このため、交換したおむつは速やかに次亜塩素酸ナトリウムが入ったビニール袋に処分する。おむつの交換手順を**表4**に示す[3]。

表4 おむつ交換の手順

準備する物品：使い捨て手袋、マスク、ガウンやエプロン、お尻拭き、ビニール袋、次亜塩素酸ナトリウム、専用バケツ、その他必要な物品

使い捨ての手袋を着用し、使い捨ての布・お尻拭きなどで汚染物を拭き取る

交換したおむつや汚染された布などは床に置かず、ビニール袋あるいは汚染物入れに直接入れて処分する（汚染された布などを入れたビニール袋には、0.1％次亜塩素酸ナトリウムを染み込む程度に入れ消毒する）

おむつについた便を落とす場合は、汚物を捨てるシンクで行う。作業時にはマスクと使い捨て手袋、ガウンやエプロンなどを着用する

汚物入れの保管場所は、利用者が触れない場所を選ぶ

手袋をはずして（外側を内にする）処分した後、手洗いをする

文献

1) Division of Viral Diseases, et al：Updated norovirus outbreak management and disease prevention guidelines. MMWR Recomm Rep. 2011；60（RR-3）：1-18.
2) MacCannell T, et al：Guideline for the prevention and control of norovirus gastroenteritis outbreaks in healthcare settings. Infect Control Hosp Epidemiol. 2011；32（10）：939-69.
3) 東京都福祉保健局：社会福祉施設等におけるノロウイルス対応標準マニュアル（第3版）［http://www.fukushihoken.metro.tokyo.jp/shokuhin/noro/files/zenbun.pdf］
4) 吉田徹也, 他：塵埃感染の疑われたノロウイルスによる集団感染性胃腸炎事例. 感染症誌. 2010；84（6）：702-7.

〔吉田正樹〕

2 消化器感染症

ii クロストリジウム・ディフィシル感染症

クロストリジウム・ディフィシル感染症の基本

症状：下痢、腹痛、発熱。
潜伏期間：抗菌薬投与後5〜10日（菌交代現象）、CDに曝露後2〜3日。
感染経路：接触感染、経口感染。

POINT

- CDは、抗菌薬投与後に発症する場合と院内感染で発症する場合がある。
- 症状は無症状保菌、軽症下痢〜劇症下痢、中毒性巨大結腸症と様々である。
- 診断は、下痢症状とCD毒素検出または毒素産生性CD検出、または偽膜性大腸炎の診断による。
- 発症者には接触予防策で対応し、接触予防策は下痢を認める期間は継続する。
- CDの環境汚染には次亜塩素酸溶液が有効である。

1 感染を疑う症状

クロストリジウム・ディフィシル（*Clostridium difficile*：CD）は抗菌薬関連大腸炎の主要な病原体であり、抗菌薬投与後の菌交代現象として発症する場合や院内感染で発症する。症状は無症状保菌、軽症下痢〜劇症下痢まで様々である。水様性下痢に加え、腹痛、発熱を認める。便秘、腹部膨満を認める中毒性巨大結腸症を発症する症例もある。菌交代症として発症する場合は、抗菌薬投与後5〜10日後であり、院内感染として発症する場合は、曝露から発症までの期間は短く、2〜3日である。

2 診断のための検査

CD感染症の診断は臨床症状と検査所見の組み合わせによって行われる。臨床症状で24時間以内に3回以上の下痢を認め、検査所見でCD毒素（ToxinA、ToxinB）または毒素産生性CDが陽性であるか、または大腸ファイバーまたは病理組織学的所見が偽膜性大腸炎を示すときに診断

される。CDによる腸閉塞が疑われない限り、検査は下痢時に実施する。無症状の患者の糞便検査は行われない。感染対策を目的とした無症状者に対する日常的な検査は推奨されていない。

3 施設内における感染経路

施設内での利用者へのCDの伝播経路には、一過性に手指がCDに汚染した職員による接触、CDに汚染した環境表面への接触、CD感染症発症者の利用者への直接接触の3つ経路が考えられる。

4 感染対策

基本的には、職員および面会者はCD感染者の部屋に入室するときには手袋とガウンを装着する。そして、退室時には石鹸と流水による手洗いを実施する。発症者には接触予防策で対応し、接触予防策は下痢を認める期間は継続する。

CDは芽胞形成菌であり、芽胞となった場合、環境に何カ月も何年も生存可能である。CD感染者が発生すると、施設のさまざまな環境においてCDが検出される。CDの環境汚染の程度はCD感染者の症状や排出する菌量に従って増加する。環境でのCDの汚染状況を同定して感染源を除去すれば、CD感染の拡大を抑えることができる。CDの環境汚染への対応として塩素を含んだ洗浄剤などを用いることが有用であり、次亜塩素酸溶液による清掃によって、感染率の高かった骨髄移植病棟でのCD感染の発生率が減少したとの報告がある。

文献

1) 東京都新たな感染症対策委員会：東京都感染症マニュアル2018.

——— 吉田正樹

3 皮膚感染症

i 疥癬

疥癬の基本

通常疥癬と角化型疥癬に大別される[1]。
症状：通常疥癬はかゆみを伴うが、角化型疥癬はかゆみのない場合もある。
潜伏期間：通常疥癬は1～2カ月、高齢者は数カ月。角化型疥癬は4～5日となることもある。
感染経路：感染者との濃厚な接触や、集団生活におけるリネンなどを通した接触。

POINT

- 疥癬はヒゼンダニ（疥癬虫、*Sarcoptes scabiei* var. *hominis*）による感染症であり、世界中で約3億人が感染しているとされる[2]。
- 頻度は国によって異なり、英国での有病率は9年間で1,000人に2～3人程度だが、オセアニアでは有病率30％と高いことが報告されている[2]。
- 日本では戦後減少したが、1975年ごろから介護施設や長期療養施設、精神科施設などでみられるようになり、約40％の施設が1年間に疥癬症例を経験している[3]。
- 頻度の高い疾患であるにもかかわらず、見逃されてしまうことが少なくない。特に上記施設などで勤務する医療従事者は常に念頭に置かなければならない疾患である。

1 感染を疑う症状

疥癬は、臨床症状によって通常疥癬と角化型疥癬に大別される（表1）。通常疥癬では雌成虫が患者の半数例で5匹以下であるのに対して、角化型疥癬では雌成虫が100～200万匹、時に500万匹以上と非常に多く、周囲への感染拡大のリスクがさらに高くなる[2]。

1）通常疥癬

感染後1～2カ月の潜伏期間を経てかゆみや皮疹が出現するが、高齢

表1 疥癬の分類

	通常疥癬	角化型疥癬
免疫能	正常	ステロイド剤などによる免疫能低下、重篤な基礎疾患を有する人
ヒゼンダニの数	5匹以下	100～200万匹、時に500万匹以上
潜伏期間	感染後1～2カ月、高齢者では数カ月	4～5日になることもある
症状	かゆみを伴う 疥癬トンネル：手関節や手掌、指間 紅斑性丘疹：臍部や胸腹部、腋窩など 赤褐色結節：男性外陰部や腋窩、臀部など	かゆみは必須ではなく、かゆみのない場合もある
部位	頭部や頸部にみられることは通常ない 疥癬トンネル：手関節や手掌、指間 紅斑性丘疹：臍部や胸腹部、腋窩など 赤褐色結節：男性外陰部や腋窩、臀部など	頭部や頸部にみられることもある

者では数カ月となることもあり、またかゆみを伴わないこともあるため、注意が必要である。通常疥癬にみられる皮膚病変は疥癬虫によるものと、虫体や糞などに対するアレルギー反応によるものがあり、皮疹の形状により3つに分類される。

疥癬トンネル

産卵しながら角質層内を進む雌成虫の道筋そのものであり、幅0.4mm、長さ5mm程度の白色の線状皮疹としてみられる疥癬に特徴的な所見である。手関節、手掌、指間に多くみられ、足背、臀部、腋窩などにもみられることもあり、かゆみを伴う。しかし、高齢者では鱗屑を後方に配した水尾型の皮疹として認められ、疥癬トンネルに伴う掻痒がみられないこともある。虫体や虫卵の検出率が高い。

紅斑性丘疹

ヒゼンダニの虫体や糞、脱皮殻に対するアレルギー反応によるものと考えられており、臍部や胸腹部、腋窩、大腿内側や上腕屈側などに散在し、強いかゆみを伴う。虫体や虫卵が検出されることはまれである。

赤褐色結節

ヒゼンダニに対するアレルギー反応と考えられ、主に男性の外陰部にみられ、ほかに腋窩や肘頭部、臀部にもみられる。掻痒の非常に強い小豆大で赤褐色の結節としてみられるが、新しい結節では疥癬トンネルを伴う場合に、虫体が確認されることもある。また結節だけでなく、水疱や膿疱を呈することもある。

2）角化型疥癬

ステロイド剤や免疫抑制剤による免疫能低下、重篤な基礎疾患を有する人に発症する病型である。皮疹は灰色から黄白色の厚い牡蠣殻様に重積

した角質増殖としてみられ、四肢の関節や臀部だけでなく、頭部や頸部など通常疥癬ではみられないような部位にも認められることがある。また、爪白癬のように爪の角質増殖を呈することや、紅皮症のように全身の皮膚が紅潮することもある。角化型疥癬ではＡ群溶血レンサ球菌（*Streptococcus pyogenes*）や黄色ブドウ球菌（*Staphylococcus aureus*）などの細菌の二次感染により[1]、重篤な感染症や糸球体腎炎を発症する可能性もあり、疥癬だけでなく全身状態の変化に十分注意しなければならない。

角化型疥癬では100～200万匹、時に500万匹以上の雌成虫が感染しているため、剥がれた角質層の飛散や付着によって、肌と肌の直接接触のない面会者に感染したり、リネンなどを介して感染が拡大したりすることもある。角化型疥癬の患者から感染した場合では、感染するヒゼンダニが多数となるため、潜伏期が4～5日になることもある。

2 診断のための検査

血液検査では疥癬を診断することができず、ヒゼンダニを採取し観察することで確定診断に至る。通常疥癬では疥癬トンネルや結節などから、角化型疥癬では肥厚した角質から眼科用ハサミやメス、ピンセットなどを用いて検体を採取し、顕微鏡（100倍）で虫体や虫卵、糞塊などを観察する。しかし、顕微鏡で虫体が確認されるのは10～70％とばらつきがあり、感度を上げるためには、検出感度の低い体幹の丘疹ではなく、疥癬トンネルの先端と考えられる部位の数カ所から検体を採取、検鏡し、一度の検査で虫体が確認されなくても、疥癬を否定せず複数回検査をする必要がある。

3 施設内における感染経路

1）感染者からの感染

ヒゼンダニは飛んだり跳ねたりはせず[1]、低温に弱く16℃以下では動かないが[2]、温かい皮膚の上では1分間に2.5cm移動する。そのため、通常疥癬では一緒に寝たり、長時間手をつないだりなど、15～20分間[1]の濃厚な接触がなければ感染せず、短時間の接触や衣類やリネン類などを介する感染は少ないと考えられている。一方、角化型疥癬では皮膚の接触や剥がれた角質層を介して感染することもある。

2）環境からの感染

宿主から離れた疥癬は時間とともに感染力が低下するが、人から離れても24～36時間は感染性が失われないため[1]、集団生活においてリネンなどを通して感染することが知られている。特に角化型疥癬ではヒゼンダニの数が多く、使用していた布団やシーツなどの寝具、衣類などを介して感染する。

4 治療

疥癬の治療には、内服薬のイベルメクチンや外用薬のフェノトリン、イオウ外用剤、クロタミトン、安息香酸ベンジルなどがあげられるが、エビデンスレベルを考慮して、ガイドラインで強く推奨される薬剤はイベルメクチンとフェノトリンである。

1）イベルメクチン

イベルメクチンは*Streptomyces avermitilis*の特定の株が産出する、アベルメクチン類に由来する半合成化合物であり、疥癬治療における唯一の内服薬である。イベルメクチンの代謝物は約12日間かけてほぼすべてが糞中に排泄され、尿中への排泄は投与量の1％未満であり、腎障害のある患者や透析中の患者であっても減量せずに投与することが可能である。ただし、爪疥癬には無効である。

副作用

重大な副作用としては、中毒性表皮壊死融解症（Toxic Epidermal Necrolysis：TEN）や皮膚粘膜眼症候群（スティーヴンス・ジョンソン症候群）、肝障害、血小板減少があげられている。

相互作用

GABAと呼ばれる抑制系神経伝達物質の作用を増強する可能性が示されており、併用注意や禁忌とはなっていないが、バルビツール系やベンゾジアゼピン系、バルプロ酸ナトリウムのようなGABAの作用を増強する薬剤と併用する際には、これらの薬剤の効果を増強する可能性があり、注意が必要である[1]。

2）フェノトリン

フェノトリンはアタマジラミ症やケジラミ症に対しても使用されるピレスロイド系の外用薬である。

使用方法

フェノトリンローション30gを頸部以下の皮膚に塗布し、12時間経過した後、シャワーで洗い流す。この治療を1週間間隔で少なくとも2回行う。

副作用

副作用としてフェノトリンによる皮膚炎、水疱、末梢性浮腫、ヒリヒリ感があげられている。また塗布されたフェノトリンは皮膚角質層内に移行し、体内に吸収されるため肝障害（AST/ALT上昇）や血小板増加が認められることがある。

3）併用療法

イベルメクチンとフェノトリンの併用は欧米のガイドラインでは推奨されており、わが国のガイドラインでも角化型疥癬に推奨されている。しかし、特にわが国での併用療法のデータは少なく、有効性、安全性についてはさらなる検討が必要である。

4）その他の治療

イオウ外用剤、クロタミトン、安息香酸ベンジルが外用薬として使用され、いずれも塗布後24時間で洗い流す。イオウ外用剤では2～7日間、クロタミトンでは10～14日間繰り返す。また安息香酸ベンジルは2～3日繰り返し、4～5日間休薬するなど、さまざまな方法がある。

5 治癒判定

治療終了後、1週間間隔で2回連続してヒゼンダニを検出できず、疥癬トンネルなどの疥癬を疑う皮疹が新たに出現しない場合を治癒とする。潜伏期間を考慮し、最終診察日より1カ月後に判定することが推奨される。イベルメクチン投与例では2～4カ月後の再燃が報告されており、数カ月後まで注意して観察することが推奨される。

ただし、治療によってダニが駆除されても発疹や掻痒が続くことがあり、この場合は、保湿剤や抗ヒスタミン薬、ステロイド外用薬などが勧められている。また、イベルメクチンによりヒゼンダニが死滅すると、虫体成分が一過性に多量に放出され、アレルギー反応が増強し、皮疹や瘙痒が増悪することがある。

6 感染対策

疥癬を発症した患者が寝たきりであっても、職員を介してほかの患者に感染することも報告されており、職員の感染対策の遵守は非常に重要である。疥癬の感染経路は接触感染であり、接触予防策によって感染の拡大を予防できると考えられる。しかし、集団感染が判明したときにはすでに疥癬の潜伏期間にある者が複数存在しており、潜伏期間にある者を特定することが困難であることから過剰な対応は必要ない[1]。

1) 感染源の封じ込め

入所者の配置

通常疥癬の患者で、すでに適切な治療が行われていれば、個室での管理の必要はない。一方、角化型疥癬ではヒゼンダニの数が多く、リネン類を介して感染が拡大することもあるため、個室管理とする。

トイレ・風呂

角化型疥癬ではトイレは個人用とし、トイレを介した感染を予防する必要がある。通常疥癬では共用トイレを使用することができ、特別な対応は不要である。角化型疥癬と診断された入所者はできるだけ毎日入浴するようにし、入浴できない場合は毎日清拭する。環境からの感染を予防するために入浴順番は最後とし、浴槽や流しは通常の洗剤で洗い流す。脱衣所は掃除機で掃除をし、バスタオルや足拭きマットは共用しない。通常疥癬では通常の方法で入浴できるが、バスタオルなどの共用は避けるべきである。

2) 感染経路の遮断

感染予防策

角化型疥癬ではヒゼンダニが角質層に多く存在し、直接的な接触や落屑によって間接的に感染してしまうことがあるため、接触予防策が必要であり、手袋と使い捨てガウンを着用する。通常疥癬では、長時間手をつなぐなどの濃厚接触でなければ感染は成立しないため、接触予防策は不要であり、標準予防策で十分とされている。しかし、これは診断し治療を開始した後のことであり、疥癬を疑う病変を認めた際や疥癬と診断されても治療が開始されるまでは通常疥癬であっても手袋を着用し、素手で触らないようにする。

表2　施設における疥癬対応

	通常疥癬	角化型疥癬
病室管理	個室管理は不要	個室管理とする
環境（清掃）	通常の方法	モップや粘着シートなどで落屑を回収した後に掃除機で清掃 退室時にピレスロイド系殺虫剤を散布
シーツや衣類の交換	通常の方法	治療のたびに交換（自家感染の予防のため）
リネン類の運搬	ポリ袋に入れて運搬	
リネン類	通常の方法で洗濯	以下のいずれかを行う ・通常の洗濯後に乾燥機をかける ・50℃10分間熱処理後に通常の洗濯 ・密閉してピレスロイド系殺虫剤を噴霧した後に通常の洗濯
入浴	通常と同様	入浴は最後とする 浴槽は水で流す 脱衣所は掃除機をかける
感染予防策	標準予防策 　手指衛生の遵守	接触予防策 　ガウンや手袋を着用する

環境の維持管理

　角化型疥癬では、落屑を介してほかの人に感染することがある。落屑の多い環境では、掃除機の排気で落屑が撒き散らされることが懸念されるため、まず、モップや粘着シートなどで落屑を回収した後に掃除機で清掃する。このときも、接触予防策として手袋やガウンを着用する。また、居室は隔離解除をするときに、ピレスロイド系殺虫剤を1回散布する。通常疥癬では特別な対応は不要であり、通常の方法で清掃する。

リネンと洗濯

　角化型疥癬では、リネンを介して感染が拡大することがあるので、表2に示すように、①通常の洗濯後に乾燥機を使用、②50℃10分の熱処理後に通常の洗濯、③密閉してピレスロイド系殺虫剤を噴霧した後に通常の洗濯のいずれかの方法を使って洗濯する[2]。高齢者介護施設における感染対策マニュアルでは、使用したリネンをビニール袋に入れてしっかりと口を閉め、2～3日間放置した後に洗濯するという方法も記載されている[4]。通常疥癬では通常の方法で洗濯するが、通常疥癬でも角化型疥癬でもリネン類を運搬するときには、ビニール袋などに入れて、落屑などが飛び散らさないように注意が必要である。

　疥癬における感染予防策は、通常疥癬、角化型疥癬という病態だけでなく、疥癬を疑う症状や所見が出現してから診断されるまでの期間、施設の規模や個室の状況や入所者の全身状態などによって異なる。そのため、疥癬に罹患した入所者が発生した場合には、表3に示すような事柄

をまとめ、施設や事例ごとの感染対策を設定する。

表3 マニュアル作成時の検討事項

1. 感染源となった患者の感染性の強さ
2. 予防策を行わない状態で感染源に接触した期間
3. 集団の特性（年齢、ADL、基礎疾患）

文献

1) 日本皮膚科学会疥癬診療ガイドライン策定委員会：疥癬診療ガイドライン（第3版）. 日皮会誌. 2015；125（11）：2023-48.
2) Suwandhi P, et al：Scabies in the nursing home. Curr Infect Dis Rep. 2015；17：453.
3) Makigami K et al：Risk factors of scabies in psychiatric and long-term care hospitals：a nationwide mail-in survey in Japan. J Dermatol. 2009；36（9）：491-8.
4) 介護施設の重度化に対応したケアのあり方に関する調査研究事業：高齢者介護施設における感染対策マニュアル［http://www.mhlw.go.jp/topics/kaigo/osirase/tp0628-1/dl/130313-01.pdf］

堀野哲也

4 耐性菌感染

i MRSA

MRSAの基本　MRSAは菌血症、肺炎、尿路感染症など、さまざまな感染症の原因となる。

POINT

▶ 黄色ブドウ球菌 (*Staphylococcus aureus*) は、通性嫌気性菌に分類されるグラム陽性球菌で、約30％の人に定着している[1]。黄色ブドウ球菌は、血流感染症や皮膚・軟部組織感染症など、さまざまな感染症の原因となり、難治性感染症となることも少なくない。

▶ メチシリン耐性黄色ブドウ球菌 (methicillin-resistant *Staphylococcus aureus*：MRSA) は、ペニシリン系薬であるオキサシリンに対する最小発育阻止濃度 (minimum inhibitory concentration：MIC) が4μg/mL以上と定義され、医療施設関連感染症の代表的な病原体の1つとして捉えられてきた。

▶ しかし、入院歴のない人からMRSAが分離されることや、市中感染型MRSA (community-acquired MRSA：CA-MRSA) と呼ばれるMRSAも報告されるようになったことから、MRSAは医療施設に限らない重要な病原体であると認識すべきである。

1 MRSAの疫学

　1940年代にペニシリンが導入されると、ペニシリンを分解するペニシリナーゼを産生するペニシリナーゼ産生黄色ブドウ球菌が出現、さらに1959年にペニシリナーゼ産生黄色ブドウ球菌に有効なメチシリンが導入されると、1961年にはこのメチシリンに耐性を獲得したMRSAが確認された。その後、世界中に広がり、日本でも1980年代から1990年代にかけてMRSA感染症の報告件数が増加し、MRSAの分離率は60％以上と世界的にも分離頻度が高い国となった[2]。近年の感染対策の遵守によって、医療施設によっては分離頻度の低下が認められているものの、手指衛生など基本的な感染対策を怠れば、いつでも広がりうる病原体である。

2 MRSAの耐性機序

βラクタム系薬に対して耐性となる機序は、*mecA*という耐性遺伝子をもつDNA領域、SCC*mec*（staphylococcal cassette chromosome *mec*）が黄色ブドウ球菌の染色体上に挿入されることによる。SCC*mec*はいくつかのタイプに分類され、Ⅰ型、Ⅱ型、Ⅲ型が院内感染型MRSA（hospital-acquired MRSA：HA-MRSA）で多くみられ、Ⅳ型、Ⅴ型がCA-MRSAで多くみられる。黄色ブドウ球菌はSCC*mec*を獲得すると、βラクタム系薬の親和性が低いペニシリン結合タンパク2'（penicillin-binding protein 2 prime：PBP2'）を産生するため、βラクタム系薬による細胞壁合成阻害作用を受けず、増殖することができる。つまり、MRSAではPBP2'が産生されることによって薬剤耐性となるのである。

しかし、*mecA*遺伝子を保有する黄色ブドウ球菌がすべてMRSAというわけではない。*mecA*を保有するにもかかわらず、薬剤感受性試験ではオキサシリンに感性を示し、抗菌薬治療中にオキサシリン耐性、つまりMRSAに変化する*mecA*陽性メチシリン感受性黄色ブドウ球菌（*mecA* positive methicillin-sensitive *S. aureus*：*mecA* positive MSSA）と呼ばれる菌株が存在することが報告されている[3]。*mecA* positive MSSAは臨床的に分離される黄色ブドウ球菌の約3％を占めると推定されており[3]、治療において薬剤感受性の変化に注意が必要である。

3 MRSAによる感染症

感染症の診療では、患者の症状や身体所見、検査所見から適切に感染症の有無、感染巣、感染した病原体を推定あるいは同定することが非常に重要である。MRSAが分離されてもMRSA感染症を発症しているということにはならず、特に、喀痰や膀胱留置カテーテルから採取された尿から分離されたMRSAに対して、常に治療が必要になるとはかぎらない。

MRSAは、人工呼吸器関連肺炎（ventilator associated pneumonia：VAP）を含む院内肺炎の原因菌として重要であるが、口腔内に定着したMRSAが分離されることも多く、提出された検体からMRSAが分離された際には、分離されたMRSAによる感染症を発症しているかどうかを慎重に判断しなければならない。

1）菌血症

　MRSAは、尿路感染症や皮膚・軟部組織感染症などさまざまな感染巣から血管内に侵入し、菌血症を発症しうる。最も多い侵入門戸は血管内留置カテーテルであり、カテーテル関連血流感染症（catheter-related bloodstream infection：CRBSI）を診断した場合には、まずはMRSAを想定する必要がある。MRSA菌血症で注意しなければならないのは、侵入門戸とmetastatic infection（転移性感染症）の有無である。metastatic infectionとは血液中に侵入したMRSAが他臓器に接着し、そこで新たに形成された二次的な感染巣のことで、感染性心内膜炎や化膿性脊椎炎、化膿性関節炎などが含まれる。

　MRSA菌血症に対する治療は2週間の抗菌薬投与が推奨されているが[4]、metastatic infectionを合併した場合には、少なくとも6〜8週間の投与が必要となる（表1）。そのため、MRSA菌血症を発症した症例では、新たな心雑音の出現やOsler結節、Janeway紅斑などの感染性心内膜炎を示唆する所見や、化膿性脊椎炎の合併を疑う腰痛などの出現に注意しなければならず、特に、菌血症の発症後に速やかに有効な抗菌薬が投与されなかった症例や有効な抗菌薬を投与したにもかかわらず発熱が持続する症例、血液培養でMRSAが分離され続ける症例では、metastatic infectionの存在を積極的に疑って精査することが推奨される。

表1　MRSA感染症における抗菌薬投与期間

疾患名	推奨される投与期間
菌血症	少なくとも2週間
感染性心内膜炎	6週間 人工弁では6週間以上
肺炎	7〜21日間
皮膚・軟部組織感染症	2週間
骨髄炎	少なくとも8週間
化膿性脊椎炎	少なくとも6〜8週間

2）尿路感染症

　基礎疾患のない人で黄色ブドウ球菌による尿路感染症を発症することは少ないが、膀胱留置カテーテルを挿入している患者や腎瘻造設を受けている患者など、尿路に基礎疾患のある患者では、MRSAによる複雑性尿路感染症を発症することが少なくない。一方、MRSAによる菌血症や感染性心内膜炎患者の10％前後では、MRSAが尿から分離されるため[5]、

尿培養から黄色ブドウ球菌が分離された場合、血流感染症由来の細菌尿の可能性も考慮して、ほかの感染症がないかについても検討するべきである。

尿路感染症では排尿痛、頻尿、残尿感、あるいは発熱や肋骨脊椎角の叩打痛などを認めることが多いが、高齢者では過活動性膀胱や前立腺肥大のために尿路感染症がなくても、これらの症状を認めることがある。さらに、症状を伴わない細菌尿、いわゆる無症候性細菌尿の頻度が高く、高齢者における排尿障害や尿検査の結果の解釈は難しいことが多い。一方、これらの排尿時の症状を伴わず、せん妄や意識障害、食欲不振などが尿路感染症の主症状のこともある。そのため、高齢者では日頃の食欲や活動状況の把握と、これらの変化に注意することが必要である。

3）CA-MRSAによる感染症

CA-MRSAは、皮膚・軟部組織感染症や重篤な壊死性肺炎の原因となり、その病原性に関連する因子の1つとして、白血球溶解毒素（Panton-Valentine leukocidin：PVL）の産生があげられる。米国ではUSA300と呼ばれる株が流行しており、USA300の大半がPVLを産生するが、わが国で分離されるCA-MRSAではPVL産生株は少ない[6]。ただし、PVL産生は皮下膿瘍や癤に関与するものの、PVLの産生量と疾患の重篤度との関連は低いという報告もあり[1]、PVL陰性だからといって重篤にはならないと判断することはできない。

4 治療

MRSAに有効な抗菌薬は、抗MRSA薬と呼ばれるバンコマイシン（Vancomycin：VCM）、テイコプラニン（Teicoplanin：TEIC）、リネゾリド（Linezolid：LZD）、ダプトマイシン（Daptomycin：DAP）、アルベカシン（Arbekacin：ABK）の5剤のほかに、ST合剤やクリンダマイシン、ミノマイシンも使用される。VCM、TEIC、ABKは治療に有効な投与量を設定するため、また、血中濃度上昇に伴う副作用の発現を避けるために治療薬物モニタリング（therapeutic drug monitoring：TDM）が推奨される。

MRSA感染症に対する治療期間

MRSA感染症の治療において注意しなければならないのは、バイオフィルムの形成による治療の難治化と再燃である。細菌は粘膜表面やカ

テーテル・人工関節などの人工物に付着し、増殖すると、菌体外にマトリクスと呼ばれる物質を産生することでバイオフィルムを形成する。バイオフィルムの中には抗菌薬が通過しにくく、バイオフィルムに包まれた細菌に抗菌薬が届きにくくなって難治化するため、抗菌薬の長期投与が必要となる。そのため、人工物感染では抜去することが推奨され、人工物がなくても化膿性脊椎炎や骨髄炎では、少なくとも8週間の投与期間が推奨されている[1),7)]。

5 感染対策

MRSAは重篤な感染症の原因となる耐性菌であり、感染の拡大を防止することは非常に重要である。しかし、施設によって異なるものの、MRSAの分離率はほかの耐性菌と比較して高く、同様の感染対策を実施することは困難なことが多い。

1）感染源の封じ込め

入所者の配置

MRSAは接触感染、あるいは喀痰などから飛沫感染する病原体であり、原則として個室管理の適応となる[8)]。特に、重篤な急性期の患者が入院する医療施設において、喀痰からMRSAが分離されている患者では、飛沫により周囲が汚染される可能性が高く、個室管理が望ましい。一方、全身状態の安定している人が入所している特別養護老人ホームなどの高齢者施設では、保菌者に対して特別な対応を行わなくても、MRSAの伝播や感染症発生の実害はほとんどないことから、保菌者に対して個室管理の必要性はない。

トイレ・風呂

重篤な患者の多い急性期病棟で共用トイレを使用する場合には、便器を使用後にアルコールなどで清拭消毒をする。また、入浴は順番を最後とし、使用後は通常の洗剤で洗い流し、十分乾燥させる。高齢者施設などではトイレや入浴は特に制限を必要とせず、入浴の順番も最後にする必要はない。

2）感染経路の遮断

感染予防策

急性期病院では、医療従事者や施設職員を介してMRSAが院内で伝播することを防止するため、MRSAが分離された検体によって、感染経路

別予防策を実施する。つまり、鼻腔や便などからMRSAが分離されている場合は、接触予防策を施行し、手袋やガウン、あるいはエプロンを着用する。

一方、高齢者施設などでは、MRSA保菌者に対して接触予防策を含む特別な感染対策は不要と考えられている。しかし、手指衛生の遵守率の上昇、あるいはアルコールの消費量を用いて算出される手指衛生指数の上昇によって、MRSAの分離される頻度が減少することが多くの施設から報告されており、手指衛生を含めた標準予防策を遵守することが重要である。

環境の維持管理

MRSAはベッド柵などの環境周囲、血圧計や聴診器などの医療器具を通して感染が広がることがある。そのため、急性期病院ではMRSA保菌者が触れる箇所は、定期的にアルコールや低水準消毒薬で清拭消毒するとともに、血圧計や聴診器、体温計などの医療器具は個人専用とすることが望ましい。

高齢者施設では特別な対応は不要である。いずれの施設でも床は通常の清掃を行う。

リネンと洗濯

MRSAの感染者、あるいは保菌者が着用した衣類を洗濯する際には、

表2 施設におけるMRSA対応

	急性期病院	高齢者施設
部屋の管理	原則個室管理とする ほかのMRSA保菌者と同じ部屋を使用する 特に喀痰のような周囲を汚染する可能性の高い検体から分離された患者では個室隔離が推奨される	個室管理を含め、特別な対応は必要ない
トイレ	個人専用とする 便器使用後にアルコールなどで清拭消毒をする	特に制限はなく、共用トイレを使用できる
環境(清掃)	アルコールや低水準消毒薬で清拭消毒し、床は通常の清掃を行う	特別な清掃は不要。床は通常の清掃を行う
リネン類の運搬	ポリ袋に入れて運搬	ポリ袋に入れて運搬
リネン類	通常の方法で洗濯	通常の方法で洗濯
清潔	入浴は順番を最後にする 下痢などがあればシャワーを使用する 風呂使用後は風呂用洗剤で洗浄し、十分乾燥させる	特に制限は必要ない 入浴順番の制限もない
食事	ディスポ容器の使用の必要はない 食器類の特別な消毒は必要ない	ディスポ容器の使用の必要はない 食器類の特別な消毒は必要ない
面会	MRSAが分離されていることを十分に説明し、標準予防策を実施してもらう 病室内で面会してもらう	特別な対応は必要ない

特別な消毒は必要ない。通常の洗濯を行い、十分に乾燥させる。シーツ類も通常行われている高温洗濯で十分である。

おむつ交換

おむつを取り扱う際にはガウンや手袋を着用し、職員や環境周囲にMRSAが広がらないように注意し、おむつやガウンなどの個人防護具は、感染性廃棄物としてビニール袋に入れて廃棄する。高齢者施設では手袋を着用し、必要な場合はガウンも着用する。

感染対策の解除

MRSAが分離された患者では、88週後には50％の患者で定着がみられなくなることが予測されるという報告もあるが、褥瘡などの皮膚病変があると、さらに長期にわたって保菌率が持続すると考えられている[9]。そのため、普段からの手指衛生を主体とした標準予防策を遵守することが非常に重要である。

MRSAは、その出現が確認されてからすでに50年以上が経過したが、現在でも臨床現場で問題となることの多い耐性菌の1つである。感染症を発症するとバイオフィルムの形成により難治化するため、MRSA感染症を発症させないことが重要であり、そのためには感染予防策を遵守し、それぞれの医療施設での分離頻度を低下させ、MRSAの定着を広げないことが最も重要な予防、そして治療戦略となる。

1) Tong SY, et al : *Staphylococcus aureus* infections : epidemiology, pathophysiology, clinical manifestations, and management. Clin Microbiol Rev. 2015 ; 28 (3) : 603-61.
2) Deurenberg RH, et al : The molecular evolution of methicillin-resistant *Staphylococcus aureus*. Clin Microbiol Infect. 2007 ; 13 (3) : 222-35.
3) Proulx MK, et al : Reversion From Methicillin Susceptibility to Methicillin Resistance in *Staphylococcus aureus* During Treatment of Bacteremia. J Infect Dis. 2016 ; 213 (6) : 1041-8.
4) Chong YP, et al : Treatment duration for uncomplicated *Staphylococcus aureus* bacteremia to prevent relapse : analysis of a prospective observational cohort study. Antimicrob Agents Chemother. 2013 ; 57 (3) : 1150-6.
5) Baraboutis IG, et al : Primary *Staphylococcus aureus* urinary tract infection : the role of undetected hematogenous seeding of the urinary tract. Eur J Clin Microbiol Infect Dis. 2010 ; 29 (9) : 1095-101.
6) 公益社団法人 日本化学療法学会・一般社団法人 日本感染症学会 MRSA感染症の治療ガイドライン作成委員会：MRSA感染症の治療ガイドライン［http://www.kansensho.or.jp/guidelines/pdf/guideline_mrsa.pdf］
7) Liu C, et al : Clinical Practice Guidelines by the Infectious Diseases Society of America for the Treatment of Methicillin-Resistant *Staphylococcus aureus* Infections in Adults and Children. Clin Infect Dis. 2011 ; 52 (3) : e18-55.
8) 介護施設の重度化に対応したケアのあり方に関する研究事業：高齢者介護施設におけ

る感染対策マニュアル（2013年3月）［http://www.mhlw.go.jp/topics/kaigo/osirase/tp0628-1/dl/130313-01.pdf］
9) Shenoy ES, et al : Natural history of colonization with methicillin-resistant *Staphylococcus aureus* (MRSA) and vancomycin-resistant Enterococcus (VRE) : a systematic review. BMC Infect Dis. 2014 ; 14 : 177.

堀野哲也

4 耐性菌感染

ii バンコマイシン耐性腸球菌(VRE)

VREの基本 VREは尿路感染症や腹腔内感染症など、さまざまな感染症の原因となる。

POINT

- ▶ *Enterococcus*属、いわゆる腸球菌はヒトの消化管内に常在するグラム陽性球菌であり、ほかに皮膚や尿路、口腔内にも定着する。また、高い塩分濃度や高温のような環境であっても生存することができ[1]、病院の環境では、ドアノブ、便器、血圧計のカフ、聴診器などに定着するため、環境を介して感染が広がることが懸念されている。
- ▶ *Enterococcus*属は54に分けられるが、感染症の原因菌として分離されるのは*E. faecalis*と*E. faecium*が最も多く、ほかに*E. gallinarum*や*E. casseliflavus*、*E. avium*などが分離される。
- ▶ 腸球菌による感染症は、1899年に初めて感染性心内膜炎が報告され、ほかに尿路感染症や腹腔内感染症など、さまざまな感染症の原因菌として報告されているが、一般的には病原性の低い細菌であり、プロバイオティクスとしても利用されている。
- ▶ バンコマイシン耐性腸球菌(vancomycin-resistant *Enterococcus*：VRE)は、バンコマイシン(vancomycin：VCM)の最小発育阻止濃度(minimum inhibitory concentration：MIC)が16μg/mL以上と定義されている。
- ▶ VREによる感染症は感染症法第5類に分類されており、血液や髄液などの通常無菌であるべき検体から分離された場合や、喀痰や創部から分離され、VREによる感染症を発症していると判断される場合には、最寄りの保健所に届けなければならない。

1 VREの疫学

VREは、1986年にイギリスとフランスでVCMに対して耐性を獲得した*E. faecium*が初めて臨床分離され、翌年、米国でVCM耐性の*E. faecalis*が分離されている。これらのVREの出現の理由は、ヨーロッパと米国で異なると考えられており、ヨーロッパではグリコペプチド系薬

であるアボパルシン（Avoparcin）が家畜の成長促進のために用いられ、アボパルシンを含むグリコペプチド系薬に耐性を獲得したVREが、家畜から人へ広がったと考えられている。

一方、米国のVREは、VCMの使用頻度の増加によって病院内で耐性を獲得したものと考えられている[2]。このような経緯でVREが出現した後、1990年代には米国で、2000年代にはヨーロッパでVREが広がり、現在では世界中で分離されている。

2 バンコマイシンに対する耐性機序

細菌は、人や動物の細胞にはない細胞壁を細胞の外側に有している。細胞壁の主成分であるペプチドグリカンは、その前駆体であるムレインモノマー末端のD-アラニル-D-アラニン（D-Ala-D-Ala）とペニシリン結合タンパク（penicillin-binding protein：PBP）が結合することで構成される。グリコペプチド系薬であるVCMやテイコプラニン（Teicoplanin：TEIC）は、このD-Ala-D-Alaに結合し、細胞壁の合成を阻害する細胞壁合成阻害剤である。

腸球菌におけるグリコペプチド系薬耐性は、遺伝子変異によるVanA、VanB、VanD、VanE、VanG、VanL、VanM、VanNの耐性型と、*E. gallinarum*や*E. casseliflavus*のように内在しているVanC型によるものがある。VanA、VanB、VanD、VanM型では、前駆体がD-Ala-D-Lacに変化することによって、VCMの親和性が1000分の1となるため、VCMに対して高度耐性を示す。

一方、VanC、VanE、VanG、VanL、VanN型では、前駆体D-Ala-D-Serへの変化によってVCMの親和性が7分の1に減少し、VCM耐性

表1　VREの遺伝子変異

耐性型	VCM MIC	TEIC MIC	変異	遺伝子変異の所在	主な菌種
VanA	64〜1000	16〜512	D-Ala-D-Lac	プラスミドあるいは染色体	*E. faecalis*、*E. faecium*
VanB	4〜1000	0.5〜1	D-Ala-D-Lac	プラスミドあるいは染色体	*E. faecalis*、*E. faecium*
VanC	2〜32	0.5〜1	D-Ala-D-Ser	染色体	*E. gallinarum*、*E. casseliflavus*
VanD	64〜128	4〜64	D-Ala-D-Lac	プラスミドあるいは染色体	*E. faecalis*、*E. faecium*
VanE	8〜32	0.5	D-Ala-D-Ser	染色体	*E. faecalis*
VanG	16≧	感性	D-Ala-D-Ser	染色体	*E. faecalis*
VanL	8	0.5≧	D-Ala-D-Ser	染色体	*E. faecalis*
VanM	>256	96	D-Ala-D-Lac	プラスミドあるいは染色体	*E. faecium*
VanN	16	0.5≧	D-Ala-D-Ser	プラスミド	*E. faecium*

文献2）より引用

を示すものの、D-Ala-D-Lac の変異と比較して MIC 値は低い。近年問題となっている VRE でみられる遺伝子変異は、VCM に高度耐性を示す VanA 型が最も多く、菌種は *E. faecium* で最も多い。

3 VREによる感染症

VREを含む腸球菌は、尿路感染症や腹腔内感染症など、さまざまな感染症の原因となる。皮膚・軟部組織感染症や腹腔内感染症などでは、同じ感染巣からほかの細菌と同時に分離されることがあり、このような場合、VRE がその感染症の原因となっているのかどうかを判定することが困難なことが多い。しかし、これらの感染巣から細菌が血流に侵入し、より重篤な菌血症を発症することがあるため、適切な診断が必要となる。

1）尿路感染症

腸球菌は、尿道留置物や解剖学的異常のない健常女性で尿路感染症を発症することはまれであり、カテーテル留置や尿路の異常、排尿障害のある患者で複雑性尿路感染症として発症する。また、前立腺炎や副睾丸炎などの原因菌として分離されることもある。

しかし、尿定量培養で VRE が分離されたからといって、すべての症例で VRE に対する治療が必要となるわけではない。尿から VRE が分離されても、頻尿や排尿痛などの膀胱刺激症状や、腎盂腎炎を疑う発熱や肋骨脊椎角の叩打痛（costovertebral angle tenderness：CVA tenderness）などが認められない無症候性細菌尿と考えられる症例では、菌量が多く膿尿（白血球尿）が認められても治療の必要はない。特に膀胱留置カテーテルが留置されている患者では、VRE による尿路感染症の発症か、無症候性細菌尿かを判定することが非常に重要である。

2）腸管感染症

VRE を含め腸球菌は腸管内に常在するため、便培養で分離されることがある。しかし、通常は定着であり、腸管感染症の原因となることはない。そのため、下痢や嘔吐などが認められても、VRE による腸管感染症ではなく、まずはほかの病原体による腸管感染症を想定して治療する。

3）菌血症

菌血症の原因として、市中発症では尿路感染症や消化管から血流に侵入することが多く、院内で発症した菌血症では、血管内留置カテーテル

や膀胱留置カテーテルなどからの侵入によって発症することが多い。腸球菌による菌血症は、黄色ブドウ球菌による菌血症と比較して頻度は低いものの、感染性心内膜炎や化膿性脊椎炎などの他臓器へ感染巣を形成することがあるため、これらの合併がないかを注意深く観察する必要がある。

感染性心内膜炎を発症すると亜急性に進展し、発熱、心雑音、体重減少や倦怠感などが出現するが、ほかの病原体による感染性心内膜炎と比較して、指先に疼痛を伴う紅斑性の皮下結節（Osler結節）や、眼底にみられるRoth斑などの末梢血管の血栓所見を認める頻度は低い。

4 治療

VREであっても、VCMにのみ耐性を示す腸球菌と、VCM以外の多くの抗菌薬に対しても耐性を示す腸球菌とで、選択される抗菌薬は異なる。特に、ペニシリン系薬であるアンピシリン（ampicillin：ABPC）に感性か耐性かによって異なる。

1）ABPC感性VRE

VREであってもABPCに感受性が保たれている場合には、ABPCが第一選択薬であり、ほかにカルバペネム系薬であるイミペネム／シラスタチンなどが使用できる。ただし、感染性心内膜炎に対してはABPC単独では治療に反応しないことや再燃する頻度が高く、アミノグリコシド系薬に対して高度耐性でなければ、相乗効果を期待したアミノグリコシド系薬のゲンタマイシンとの併用療法が推奨される。

2）ABPC耐性VRE

ペニシリン系薬に対する耐性機序は、黄色ブドウ球菌のように、ペニシリンを分解する酵素であるペニシリナーゼを産生することによって耐性を獲得することはまれであり、ペニシリナーゼの働きを阻害するスルバクタムを配合したスルバクタム／ABPCの効果は、多くの場合で期待できない。そのため、オキサゾリジノン系のリネゾリド、環状リポペプチド系のダプトマイシン、グリシルサイクリン系のチゲサイクリン、ストレプトグラミン系のキヌプリスチン／ダルホプリスチンなどが適応となる。しかし、これらの抗菌薬に対してもすでに耐性を獲得した腸球菌が報告されており、治療の際には十分な注意が必要である。

5 感染対策

VREは、医療従事者の手指や血圧計のカフ、聴診器などの病院内の器具などに定着し、これらを通して感染が伝播するため、急性期病院では**表2**に示すように、徹底した感染対策を実施し、診療やケアをする際にも感染の拡大に注意しなければならない。

高齢者施設では、VRE保菌者に対して特別な対応は不要であり、過剰な対応による差別などの原因にならないように注意する[3]。

表2 施設におけるVRE対応

	急性期病院	高齢者施設
部屋の管理	原則個室管理とする ほかのVRE保菌者と同じ部屋を使用する 上記のような対応を継続し、解除することは難しい	個室管理を含め、特別な対応は必要ない
トイレ	個人専用とする 便器使用後にアルコールなどで清拭消毒をする	特に制限はなく、共用トイレを使用できる 通常通り、1日1回の清掃を行う。ただし、下痢や咳嗽などにより汚染が発生しやすい場合は清掃の回数を増やす
環境（清掃）	アルコールや低水準消毒薬で清拭消毒し、床は通常の清掃を行う	特別な清掃は不要。床は通常の清掃を行う
リネン類の運搬	ポリ袋に入れて運搬	他の洗濯と同じ
リネン類	通常の方法で洗濯	通常の方法で洗濯
清潔	入浴は順番を最後にする 下痢などがあればシャワーを使用する 風呂使用後は風呂用洗剤で洗浄し、十分乾燥させる	特に制限は必要ない 入浴順番の制限もない
食事	ディスポ容器の使用の必要はない 食器類の特別な消毒は必要ない	ディスポ容器の使用の必要はない 食器類の特別な消毒は必要ない
面会	VREが分離されていることを十分に説明し、標準予防策を実施してもらう 病室内で面会してもらう	特別な対応は必要ない

1) 感染源の封じ込め

入所者の配置

急性期病院では、VREは通常、分離されることの少ない病原体であり、特に*E. gallinarum*や*E. casseliflavus*のようなVCMに自然耐性を示す菌種ではなく、VCM耐性*E. faecium*や*E. faecalis*が分離された場合には、ほかの入所者への感染の拡大を防ぐために、個室管理を必要とすることが多い。個室がなく、複数の入所者からVREが分離された場合には、VREが分離された入所者を、大部屋で管理することが推奨される。

一方、高齢者施設ではVRE保菌者を個室管理とする必要はないが[3]、VREが喀痰から分離されている患者で、咳嗽や排痰が多くみられる入所者では、個室管理が望ましい。

トイレ・風呂

急性期病院では、トイレは可能であれば個人用とすることが望ましく、トイレ付きの個室での管理が望まれる。共用でトイレを使用する場合には、便器を使用した後はアルコールなどで清拭消毒をする。また、入浴は順番を最後にし、使用後は通常の洗剤で洗い流し、十分乾燥させる。

入所者の全身状態が比較的良好で安定している高齢者施設では、入浴順番も含め特別な対応は必要ない。

2）感染経路の遮断

感染予防策

医療従事者や施設職員を介したVREのほかの利用者への感染拡大を防止するためには、適切な感染予防策を実行することが必要である。急性期病院では、VREによる感染症を発症していない保菌者であっても、接触予防策が推奨され、喀痰などの呼吸器検体から分離されている場合には、飛沫予防策の適応となる。

高齢者施設では、手指衛生を含む標準予防策が適応となる。しかし、培養検査をしなければVREの保菌者かどうかを判定することはできないため、日頃からなんらかの病原体を保菌していることを想定して、標準予防策を遵守することが必要である。また、入所者に接触したときだけでなく、入所者の環境周囲に接触した後でも、手洗いあるいはアルコールによる手指衛生を行う。

環境の維持管理

VREは、ドアノブや便器などの入所者の環境周囲、血圧計のカフや聴診器などの医療器具に定着し、これらを通して感染が広がることがある。そのため、入所者が触れるベッド柵や手すりなどは、定期的にアルコールや低水準消毒薬で清拭消毒し、血圧計や聴診器、体温計などの医療器具は個人専用として[4]、入所者が利用している個室やベッド周囲に配置しておき、ほかの入所者のものとは区別する。

高齢者施設では特別な対応は不要であり、環境の掃除はVREが分離されていない入所者と同様とし、医療器具も共用することができる。床は急性期病院でも高齢者施設でも通常の清掃をする。

リネンと洗濯

　急性期病院であっても高齢者施設であっても、VRE感染あるいは保菌者が着用した衣類を洗濯する際には、特別な消毒は必要なく、通常の洗濯を行い十分に乾燥させる。シーツ類も通常行われている高温洗濯で十分である。

おむつ交換

　VREは便中に定着していることが多く、おむつを取り扱う際にはガウンや手袋を着用し、職員や環境周囲にVREが広がらないように注意する。また、おむつやガウンなどの個人防護具は、感染性廃棄物としてビニール袋に入れて廃棄する。高齢者施設でも手袋の着用を徹底し、必要な場合はガウンも着用する。

感染対策の解除

　VREが分離された患者では、25週後に50％の患者で定着がみられなくなるという報告があるものの[5]、一度分離されなかったとしても、数日あるいは数週間後に再度分離されることもあり、実際には除菌することも除菌できたと判定することも困難である。そのため、急性期の重篤な患者が頻繁に入院する病院などでは、少なくとも接触予防策を継続し、可能であれば個室管理を継続することが望ましい。

　高齢者施設では、咳嗽や褥瘡感染、下痢などがみられる場合は、接触予防策を実施し、喀痰や便からの培養で陰性であれば、接触予防策を中止し標準予防策とする。

表3　急性期病院において診察や介助をする際の手順

できるだけ同じ職員が対応する
手洗いしやすいように半袖とし、腕時計やブレスレットははずす
手指衛生を行い、手袋を着用
保菌者に体が接触する場合や、体液が飛び散ることが予測される場合はガウンやエプロンを着用
退室時には手袋やエプロンを廃棄し、手指衛生を行う
保菌者への対応はできるだけ最後に行う

3）スクリーニングの必要性

　VREは感染症としてではなく、定着という形で保菌者が存在している可能性があり、急性期病院では、VRE感染者あるいは保菌者が新たに判明した場合は、VREの広がりを把握するために、同室患者や同じ病棟内に入院中の患者に対してスクリーニング検査の実施を検討する。

　VREによる感染症は難治性となることが少なくなく、感染症を発症し

ていなくても、いったん定着すると除菌することが困難な病原体である。そのため、日頃から感染予防策を遵守し、入所者だけでなく、施設内環境にも病原体を持ち運ばないようにすることが最も重要である。

1) Arias CA, et al：The rise of the *Enterococcus*：beyond vancomycin resistance. Nat Rev Microbiol. 2012；10（4）：266-78.
2) O'Driscoll T, et al：Vancomycin-resistant enterococcal infections：epidemiology, clinical manifestations, and optimal management. Infect Drug Resist. 2015；8：217-30.
3) 介護施設の重度化に対応したケアのあり方に関する研究事業：高齢者介護施設における感染対策マニュアル（2013年3月）[http://www.mhlw.go.jp/topics/kaigo/osirase/tp0628-1/dl/130313-01.pdf]
4) 京都 VRE 調査班：京都における VRE 感染対策指針 version 070221 [http://www.kuhp.kyoto-u.ac.jp/~ict/ict/inf_practice/inf_ict/shishin.pdf]
5) Shenoy ES, et al：Natural history of colonization with methicillin-resistant *Staphylococcus aureus* (MRSA) and vancomycin-resistant *Enterococcus* (VRE)：a systematic review. BMC Infect Dis. 2014；14：177.

堀野哲也

4 耐性菌感染

iii 多剤耐性緑膿菌（MDRP）

MDRPの基本　MDRPは呼吸器感染症や尿路感染症の原因となる。また、血流に侵入し菌血症を発症することもある。

POINT

▶ 緑膿菌（*Pseudomonas aeruginosa*）は、グラム染色でグラム陰性桿菌として認められるブドウ糖非発酵菌である。浴室や手洗い場、排水口などの湿潤環境に定着し、これらの箇所から分離されることが多い。

▶ 多剤耐性緑膿菌（multidrug resistant *Pseudomonas aeruginosa*：MDRP）は、カルバペネム系薬のイミペネム（Imipenem：IPM）の最小発育阻止濃度（minimum inhibitory concentration：MIC）が16μg/mL以上、アミノグリコシド系薬のアミカシン（Amikacin：AMK）のMIC値が32μg/mL以上、キノロン系薬のシプロフロキサシン（Ciprofloxacin：CPFX）のMIC値が4μg/mL以上という、3項目すべてを満たす緑膿菌と定義されている。

▶ MDRPは5類感染症の定点把握の対象になっており、血液や髄液、胸水や腹水などの通常無菌である検体から採取された場合、あるいはMDRPによる感染症を発症していると診断された場合には、指定されている医療機関は薬剤耐性緑膿菌感染症として、最寄りの保健所に届け出なければならない（表1）。

表1 ● 感染症法に基づく MDRP の届け出基準
表1-1の3項目すべてを満たし、表1-2のいずれかに該当する

表1-1　薬剤感受性試験の結果

		抗菌薬名	最小発育阻止濃度	感受性ディスクの阻止円の直径
1	カルバペネム系薬	イミペネム	16μg/mL以上	13mm以下
2	アミノグリコシド系薬	アミカシン	32μg/mL以上	14mm以下
3	キノロン系薬	シプロフロキサシン	4μg/mL以上	15mm以下

表1-2　検査材料

1	血液、腹水、胸水、髄液、その他の通常無菌的であるべき検体からの検出
2	喀痰、膿、尿、その他の通常無菌的ではない検体から検出され、MDRP感染症を発症していると判定された場合

1 MDRPの耐性機序

　緑膿菌がカルバペネム系薬、キノロン系薬、アミノグリコシド系薬の3系統の抗菌薬に対して耐性を獲得する機序は、メタロβラクタマーゼ（metallo beta lactamase：MBL）などの抗菌薬を分解する酵素を獲得することによって、3系統すべてに対して耐性を獲得する場合と、3系統それぞれに対する薬剤耐性を獲得し、その組み合わせによりすべての薬剤に耐性を示す場合がある[1]。

　細菌が薬剤耐性となる機序は大きく分けて、①薬剤が作用する部位の変異、②菌体内の薬物濃度の低下、③分解酵素あるいは修飾酵素による薬剤の不活化の3つに分類される。ここでは緑膿菌がそれぞれの抗菌薬に対して耐性を獲得する機序の一例をあげる。

①薬剤の作用点の変異（キノロン系薬耐性）

　キノロン系薬はDNAジャイレースやトポイソメラーゼⅣと呼ばれる細菌のタンパクに作用して抗菌活性を示すが、この作用点の変異が起こるとキノロン系薬はこれらのタンパクに作用できなくなるため、変異した緑膿菌はキノロン系薬に対して耐性となる。

②菌体内の薬物濃度の低下（カルバペネム系薬耐性）

　抗菌薬は細菌の細胞壁や細胞膜を通過して菌体内に入って抗菌作用を発揮し、カルバペネム系薬はD2ポーリンと呼ばれる細胞外膜の薬剤透過孔を通る。このポーリンの欠損や変異が起こると、緑膿菌の菌体内でカルバペネム系薬の濃度上昇が起こらず、十分な効果を示すことができない。D2ポーリンが変異した緑膿菌では、通常、カルバペネム系薬以外の抗菌薬感受性は保たれているため、カルバペネム系薬に対してのみ耐性を示す。

③分解酵素あるいは修飾酵素による薬剤の不活化
　（アミノグリコシド系薬耐性）

　アミノグリコシド修飾酵素と呼ばれる酵素を産生すると、アミノグリコシド系薬はアセチル化、リン酸化あるいはアデニリル化され、化学的に修飾あるいは不活化される。そのため、このアミノグリコシド修飾酵素を産生する緑膿菌はアミノグリコシド系薬に対して耐性となる。

　これらの耐性機序のほかに、薬剤排出ポンプと呼ばれる菌体内から抗菌薬を汲み出してしまう排出機能が亢進すると、菌体内に入った抗菌薬が菌体外に排出されるために、菌体内の抗菌薬の濃度低下が起こり、耐

性菌となりうる。

このように、いくつかの耐性機序を獲得することで多剤耐性となることがあり、これらの耐性は抗菌薬の投与によって誘導されることがあるため、耐性菌の出現を抑制するために抗菌薬の適正使用を遵守することが非常に重要である。

メタロβラクタマーゼ

ペニシリン系薬、セフェム系薬、カルバペネム系薬などのβラクタム系薬を分解する酵素はβラクタマーゼと呼ばれ、Amblerの分類でA～Dの4種類に分類される。MBLはクラスBに分類されるβラクタマーゼで、IMP型、VIM型、NDM型などが報告されている。緑膿菌がMBLを産生する遺伝子を獲得すると、カルバペネム系薬だけでなく、キノロン系薬、アミノグリコシド系薬などのほかの抗菌薬に対しても耐性を獲得し、MBLを産生する緑膿菌はMDRPの定義を満たすことが多い。

2 MDRPによる感染症

MDRPは肺炎や尿路感染症の原因となり、これらの感染巣から血流に侵入し菌血症を発症することもある。しかし、MDRPが分離されても定着しているだけで、感染症を発症していないことも多いため、特に喀痰や尿からMDRPが分離された場合には、MDRP感染症を発症しているかどうかの判断は難しい。検査所見だけでなく、日頃の状態との変化などを検討しなければならない。

1）呼吸器感染症

緑膿菌は、肺気腫や慢性気管支炎などの慢性呼吸器疾患を有する患者の気道に定着することがある。このような患者にMDRPが定着すると除菌することは困難で、検査をするたびにMDRPが分離される。しかし、MDRPが喀痰から分離されたとしても、発症した肺炎のすべてがMDRPによるものというわけではなく、肺炎球菌や口腔内の嫌気性菌などによるものも少なくないため、MDRPに対する抗菌薬を投与すべきかどうかについては慎重に検討する必要がある。

2）尿路感染症

膀胱留置カテーテルや腎瘻カテーテルなどを挿入している患者では、MDRPがこれらのカテーテルに定着すると、尿培養でMDRPが繰り返し分離される。多くの場合、発熱もなく、無症候性細菌尿と呼ばれる状

態であり、抗菌薬治療の適応とはならない。しかし、カテーテルの閉塞などによって尿が流れなくなると、複雑性尿路感染症、さらに菌血症を起こすことがあり、カテーテル内腔の狭窄や閉塞、カテーテルの折れ曲がりなどによって排尿に異常がないかどうか、常に注意してカテーテルを管理する。

3 治療

　MDRPは、その定義となっているカルバペネム系薬、キノロン系薬、アミノグリコシド系薬に耐性を示すだけでなく、ペニシリン系薬のピペラシリンやセファロスポリン系薬であるセフタジジムやセフェピム、モノバクタム系薬であるアズトレオナムにも耐性であることが多く、緑膿菌感染症に通常使用される抗緑膿菌薬の単剤投与は、多くの場合無効である。そのため、MDRP感染症に対する治療では、これらの抗緑膿菌薬を2種類以上組み合わせて投与する併用療法や、ポリペプチド系薬のコリスチンの投与が推奨される。

4 感染対策

　MDRP感染症では有効な抗菌薬は限られ、重篤な感染症に発展しうるため、MDRPの感染拡大を防止することは非常に重要である。また、緑膿菌は湿潤環境に定着するため、MDRP保菌者から非保菌者への感染予防に加え、環境整備も重要な感染対策である。

　施設における対応を**表2**にまとめる。

1）感染源の封じ込め

入所者の配置

　MDRPは分離頻度の低い病原体であり、急性期病院ではMDRPによる感染症を発症していない保菌者であってもほかの患者への感染や環境の汚染を防ぐために、個室管理とすることが推奨される。個室が利用できない場合は、MDRPが分離されたほかの患者とともに大部屋で管理することが推奨されるが、先述したようにMDRPの耐性機序はさまざまであり、感染制御を担当する医師や看護師、あるいは保健所などに相談する。

　全身状態が安定している方が入所している高齢者施設では、個室での管理は不要であるが、高齢者施設であっても喀痰の量が多く、吸引など

の処置が必要な場合は、周囲への汚染を考慮し、症状が落ち着くまでは個室管理とすることが望ましい。また、肺気腫などの慢性呼吸器疾患を有する入所者のように、いったんMDRPが定着するとなかなか除菌されなくなることが予想される場合や、糖尿病などの免疫能が低下しやすい状態にあると思われる入所者は、できるだけ同室にならないように配慮する。

トイレ・風呂

急性期病院ではトイレは個人用とし、共用でトイレを使用する場合には、便器を使用した後はアルコールなどで清拭消毒をする。特に、尿からMDRPが分離された患者では、排尿時に周囲の環境を汚染するため、清拭する範囲を広く設定する必要がある。また、入浴の順番は最後とし、使用後は通常の洗剤で洗い流す。緑膿菌は湿潤環境を好み定着するため、十分乾燥させることが非常に重要であり、浴室に設置するシャワー椅子などの器材は乾燥しやすい素材に変更する。

高齢者施設ではトイレの専用化や入浴制限、あるいは入浴順番の設定などの特別な対応は必要としない。

表2 施設におけるMDRP対応

	急性期病院	高齢者施設
部屋の管理	原則個室管理とする ほかのMDRP保菌者と同じ部屋を使用する 上記のような対応を継続し、解除することは難しい	個室管理を含め、特別な対応は必要ない 喀痰の量が多く、吸引などの処置が必要な場合は個室管理が望ましい
トイレ	個人専用とする 便器使用後にアルコールなどで清拭消毒をする	特に制限はなく、共用トイレを使用できる 通常通り、1日1回の清掃を行う。ただし、下痢や咳嗽などにより汚染が発生しやすい場合は清掃の回数を増やす
環境（清掃）	アルコールや低水準消毒薬で清拭消毒し、床は通常の清掃を行う	特別な清掃は不要。床は通常の清掃を行う
リネン類の運搬	ポリ袋に入れて運搬	ほかの洗濯と同じ
リネン類	通常の方法で洗濯	通常の方法で洗濯
清潔	入浴は順番を最後にする 下痢などがあればシャワーを使用する 風呂使用後は風呂用洗剤で洗浄し、十分乾燥させる	特に制限は必要ない 入浴順番の制限もない
食事	ディスポ容器の使用の必要はない 食器類の特別な消毒は必要ない	ディスポ容器の使用の必要はない 食器類の特別な消毒は必要ない
面会	MDRPが分離されていることを十分に説明し、標準予防策を実施してもらう 病室内で面会してもらう	特別な対応は必要ない

2）感染経路の遮断

感染予防策

　急性期病院では、医療従事者や施設職員を介したMDRPによる感染の拡大を防止するために、MDRPによる感染症を発症していない保菌者に対しても、接触予防策を実施する。

　高齢者施設に入所している方では接触予防策は不要であり、手指衛生を主体とした標準予防策とする。ただし、高齢者施設であっても、MDRPが痰から分離されている入所者で咳嗽や排痰が多い場合や、便から分離されている入所者で下痢をしている場合には、周囲への汚染が拡大しやすいと考え、飛沫予防策や接触予防策を実施する。

環境の維持管理

　MDRPは保菌状態であっても周囲を汚染し、さらに汚染された環境から感染が拡大する可能性があるため、急性期病院では接触予防策としてガウンや手袋を着用して、ベッドの手すりや病室内のテーブルなど、患者周囲を少なくとも1日1回は、アルコールや低水準消毒薬で清拭消毒する。また、体温計や血圧計、聴診器なども感染拡大の原因となりうるため、個々の患者専用とする[2]。退院後の部屋についても、ベッドサイドの各種装置やドアノブ、トイレ周辺も十分に清掃し、長期間にわたって環境からMDRPが分離される場合には、次亜塩素酸ナトリウムによる清拭消毒を行う[2]。

　高齢者施設では特別な対応は不要であり、体温計や聴診器などは共用とし、清掃も通常の通りとする。

リネンと洗濯

　急性期病院であっても、高齢者施設であっても、MDRP感染あるいは保菌者が着用した衣類を洗濯する際には、特別な消毒は必要ない。シーツ類も通常行われている高温洗濯を行い、十分に乾燥させる。

おむつ交換

　急性期病院では接触予防策によって対応し、おむつを取り扱う際にガウンや手袋を着用する。おむつやガウンなどの個人防護具を廃棄する際には、周囲を汚染しないように感染性廃棄物としてビニール袋に入れて廃棄する。

　高齢者施設でも手袋の着用を徹底し、必要な場合はガウンも着用する。

感染対策の解除

　MDRPを含む緑膿菌は、慢性呼吸器疾患のある患者の気道や膀胱留置カテーテルなどの表面に水場の"ぬめり"のようなバイオフィルムを形成

し定着するため、除菌することは困難である。また、MDRPは培養検査陰性となっても再び分離されることもあり、除菌されているかどうかを判定することも難しい。そのため、MDRPによる感染症を発症していない患者で、培養検査で繰り返し陰性となった場合の対応は未解決のままであり、症例ごと、あるいは施設ごとに決定しなければならない[2]。

高齢者施設では、咳嗽や褥瘡感染、下痢などがみられる場合は、飛沫予防策や接触予防策を実施し、培養検査で陰性であれば、接触予防策を中止し標準予防策とする[3]。

3) スクリーニングの必要性

急性期病院では、MDRPが新たに分離された際には、すでにMDRPが周囲に広がっている可能性やほかの保菌者から感染した可能性を考慮し、同室者や同じ病棟の患者に対して、喀痰培養、尿培養、便培養によってスクリーニングを行うことを検討する。

MDRPは、基礎疾患に慢性気管支炎や肺気腫などの慢性肺疾患を有する患者に定着すると、除菌することは困難となるため、高齢者施設であっても入所者の基礎疾患に注意し、感染しないように配慮する必要がある。また、いくつかの耐性機序の組み合わせによって多剤耐性となったものもあり、不必要な抗菌薬は投与しないなど、抗菌薬を適正に使用することも耐性菌のコントロールとして非常に重要な方法である。

文献

1) Bonomo RA, et al : Mechanisms of multidrug resistance in Acinetobacter species and Pseudomonas aeruginosa. Clin Infect Dis. 2006 ; 43 Suppl 2 : S49-56.
2) 日本環境感染学会 多剤耐性菌感染制御委員会：多剤耐性アシネトバクター・バウマニ (multiple drug-resistant Acinetobacter baumannii) などを中心とした多剤耐性グラム陰性菌感染制御のためのポジションペーパー 第1版. 環境感染誌. 2011 ; 26 : S1-S21.
3) 介護施設の重度化に対応したケアのあり方に関する研究事業：高齢者介護施設における感染対策マニュアル（2013年3月）［http://www.mhlw.go.jp/topics/kaigo/osirase/tp0628-1/dl/130313-01.pdf］

堀野哲也

補足

平常時の環境の整備
血液・体液の処理

補足

平常時の環境の整備

　施設内の環境の清潔を保つことが重要である（**表1**）。整理整頓を心がけて清掃を行う。床の消毒は必要ないが、1日に1回湿式清掃を行い、乾燥をさせることが重要である。使用した雑巾やモップは、こまめに洗浄・乾燥し、できる限り入所者1人ごとに交換する。

　また、床に目視しうる血液、分泌物、排泄物などが付着しているときは、使い捨て手袋を着用し、0.1％の次亜塩素酸ナトリウムで清拭後、湿式清掃し乾燥させる。

　施設内の衛生管理の基本として、手洗い場、うがい場、消毒薬の設置、汚物処理室の環境の充実を図ることが重要である。手洗い場では、水道カランの汚染による感染を防ぐため、肘押し式、センサー式、または足踏み式蛇口を設けるとともに、ペーパータオルや温風乾燥機の設置

表1 環境整備

対象	実施方法	留意点
施設全体（換気）	・ちり、ごみ、ほこりがたまらないよう清掃作業を心がける ・午前、午後に各1回換気を行う	・環境の清潔を保つことが重要 ・整理整頓を心がけ、清掃を行う ・冬場の加湿器は清潔にする
床	・床の消毒は特に必要ない ・1日1回湿式清掃し、乾燥させることが重要 ・血液、分泌物、排泄物などが付着しているときは、使い捨て手袋を着用し、0.1％の次亜塩素酸ナトリウムで清拭後、湿式清掃し乾燥させる	・完全な消毒は不可能 ・菌やウイルスのすみかとなるほこりやぬめりを少しでも減らす ・使用した雑巾やモップは、こまめに洗浄・乾燥
ドアノブ、手すり、ベッド、棚、テーブルなど頻繁に手で触るところ	・水で汚れを取る ・アルコール、次亜塩素酸ナトリウムなどによる消毒も有効	・通常は家庭用洗剤での拭き取りでよい （噴霧ではなく拭き取る）
手洗い場、うがい場、消毒薬の設置、汚物処理室	・水回りの清掃で湿気を抑え家庭用洗剤を用いてぬめりを除去する	・整備と充実を図る
浴槽、浴室	・浴槽洗剤で清掃 ・汚染された場合のみ消毒する	・お湯の交換、浴室の清掃 ・消毒などをこまめに行い、衛生管理を徹底
洗濯について	・汚れのある場合は、汚れを落とし、次亜塩素酸ナトリウムで消毒した後よくすすぐ。ほかのものと別に洗う ・熱湯に浸すのも有効	・通常は、洗濯機でよい

が望まれる。

来客者への対応としては、体調不良者への呼びかけなどの張り紙に加え、消毒薬（速乾性手指消毒薬）やマスクを設置し、感染対策への協力を得る。来客者に対しても手洗い、うがいを奨励する。差し入れなどへの対応は施設利用者へ周知し理解を得る。

清掃について

施設全体の清掃はちりやほこり、ごみがたまらないように専門業者などに依頼し定期的に行うようにする。

日常の清掃は表1のとおり、部屋の清掃は換気を行いながら汚れのひどい所から少ない所へ行い、頻回に人の手が触れる場所（ドアノブ、電灯のスイッチ、ベッド柵、手すりなど）などはアルコール剤、次亜塩素酸ナトリウム（ハイターなど）を用いて行うことも有効である。清掃しやすい環境に整えるため、日頃より部屋の整理整頓に努める。

使用後のモップや拭き布は雑菌の温床や悪臭の原因にならないよう、家庭用洗浄剤でよく洗い十分に乾燥させる。必要に応じて次亜塩素酸ナトリウムなどを使用し消毒する。洗面所は使用後に家庭用の洗剤で洗い、ごみはその都度取り除き、洗浄用のスポンジなども水切りをし、シンクは殺菌の繁殖を抑えるため時間を設け乾いた状態にする。

浴室も使用後に家庭用の洗剤で洗い、換気を行い乾いた状態にする。また、風呂用品や掃除用のスポンジなども水気をよく切り乾燥させる。

清掃用具のモップはトイレ、洗面所、汚染場所用と居室用に区別して使用し保管する。

嘔吐物・排泄物の処理

嘔吐物・排泄物は感染源となるため不適切な処理によって感染を拡大させないよう、十分な配慮が必要である。

入所者の嘔吐物・排泄物を処理する際には、処理する人が感染しないように手袋やマスク、ビニールエプロンなどの防護具を着用し、汚染場所及びその周囲を適正な濃度の次亜塩素酸ナトリウム液で消毒を行う。処理後は防護具除去時の再汚染に注意し、十分な手洗いや手指の消毒を行う。迅速かつ正確な処理方法で行うために、処理用のキットの準備や定期的な処理方法の確認作業も必要である。

嘔吐物の処理方法

準備しておく物品

使い捨て手袋、マスク、ガウンやビニールエプロン、ゴーグル、拭き取るための布やペーパータオル（新聞紙）、ビニール袋、次亜塩素酸ナトリウム、専用バケツなど

①ほかの人が入らないようにカラーコーンなどを立て汚染区域を明確にしておく。
②手袋・ビニールエプロンを着用する。
③使用する消毒液濃度の次亜塩素酸ナトリウム液を作る（表2、表3）。
④嘔吐物を消毒液でぬらしたペーパータオル・新聞紙や使い捨ての布で覆う。
⑤嘔吐物に覆い被さったら滑り込ませるように持ち上げ、ビニール袋に入れる。
⑥目に見えない飛散した嘔吐物があるため、約3m四方を消毒液で浸した新聞紙、タオルなどで必ず外側から中心部へ向かって拭き取り、ビニール袋に入れる。
⑦消毒液を浸した新聞紙、タオルなどを約3m四方に敷き詰め、10分程度消毒する。
⑧10分程度経過後、消毒に使用した新聞紙、タオルなどをビニール袋に入れ、処理バケツへ入れる。
⑨入所者に嘔吐物がかかっている場合は、服を脱がせ、別のビニール袋に入れる。
⑩嘔吐物を処理したペーパーや布は、ビニール袋に入れ密封する。
⑪嘔吐物が付着した衣類などは、熱湯消毒（85℃以上の熱湯に10分間漬け込む）を行い、その後は通常の方法で洗濯するか汚染が著しい場合は破棄する。
⑫感染予防セットを手袋→手指衛生→（ゴーグル）→ビニールエプロン・ガウン→マスクの順にはずし、ビニール袋へ入れる。そのとき、使用していた側が内側になるようにはずし、服や身体に触れないように注意する。手指衛生を行う。
⑬汚染されたペーパーや布、衣類、感染予防セットなどが入ったビニール袋を汚物処理室へ運び、感染性廃棄物として処理する（ビニール袋は2重にする）。

平常時の環境の整備 | 血液・体液の処理

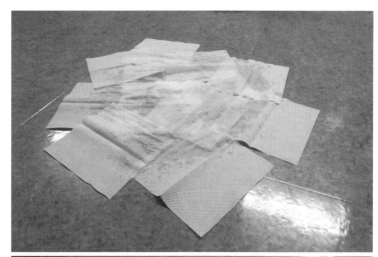

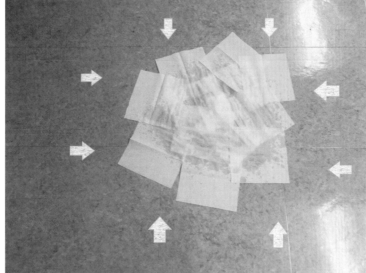

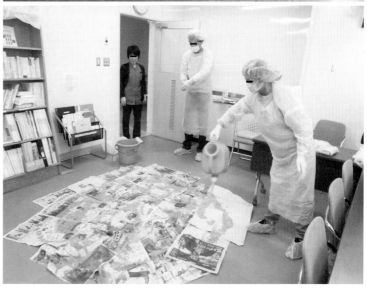

表2　消毒液の希釈液の作り方（6％次亜塩素酸ナトリウムの希釈液の場合）

有効塩素濃度	6%製剤の希釈倍数	希釈方法					
		総量として1,000mLの消毒液をつくるとき		1,000mLの蒸留水を使用するとき		10mLの原液を使用するとき	
6% (60,000ppm)	1倍	原液：	100mL	原液：	そのまま	原液：	10mL
		蒸留水：	0mL	蒸留水：	0mL	蒸留水：	0mL
1% (10,000ppm)	6倍	原液：	166.7mL	原液：	200mL	原液：	10mL
		蒸留水：	833.3mL	蒸留水：	1,000mL	蒸留水：	50mL
0.5% (5,000ppm)	12倍	原液：	83.3mL	原液：	90.9mL	原液：	10mL
		蒸留水：	916.7mL	蒸留水：	1,000mL	蒸留水：	110mL
0.1% (1,000ppm)	60倍	原液：	16.7mL	原液：	16.9mL	原液：	10mL
		蒸留水：	983.3mL	蒸留水：	1,000mL	蒸留水：	590mL
0.05% (500ppm)	120倍	原液：	8.3mL	原液：	8.4mL	原液：	10mL
		蒸留水：	991.7mL	蒸留水：	1,000mL	蒸留水：	1,190mL
0.01% (100ppm)	600倍	原液：	1.7mL	原液：	1.7mL	原液：	10mL
		蒸留水：	998.3mL	蒸留水：	1,000mL	蒸留水：	5,990mL

表3　市販の漂白剤を用いた場合の作り方

市販の漂白剤は次亜塩素酸ナトリウム液の塩素濃度が約5％となっているが、濃度は必ず確認する。
市販の漂白剤（塩素濃度約5％）の場合：漂白剤のキャップ1杯約20〜25mL

対象	濃度 希釈倍率	希釈方法
便や吐物が付着した床など 衣類などの漬け置き	1,000ppm 0.10% 50倍	①500mLのペットボトル1本に10mL 　（ペットボトルのキャップ2杯） ②5Lの水に100mL 　（漂白剤のキャップ5杯）
食器などの漬け置き トイレの便座やドアノブ、手すり、床など	200ppm 0.02% 250倍	①500mLのペットボトル1本に2mL 　（ペットボトルのキャップ半杯） ②5Lの水に20mL 　（漂白剤のキャップ1杯）

塩素剤が直接手につかないよう手袋を着用する
*厚生労働省「社会福祉施設、介護老人保健施設におけるノロウイルスによる感染性胃腸炎の発生・まん延防止策の一層の徹底について」より転載

———— 宗像結花子・福岡君代

補足

血液・体液の処理

　職員への感染を防ぐため、入所者の血液などの体液の取り扱いには使い捨て手袋を着用するなどして十分注意する。

　血液などの汚染物が付着している場合は、手袋を着用し、ペーパータオルなどで拭き取りしたうえで、適切な消毒液を用いて消毒を行う。消毒液を用いた拭き取りの前に汚染物をできるだけ取り除き、少なくさせておくことが消毒の効果を高めることになる。

　また、化膿した患部に使ったガーゼなどは、ほかのごみと別にしてビニール袋に入れ密封する。直接触れることのないように扱い、感染性廃棄物として分別して処理し、手袋やエプロン・ガウン、覆布（ドレープ）などは使い捨て製品を使用する。使用後は専用のビニール袋や感染性廃棄物用容器に入れ密閉、専用の業者に処理を依頼する。

職員の手洗いについて

　手洗いは感染予防の基本であるため、正しい手洗いのしかたを学び、感染から自己を守り、ケアを受ける側の安全を守ることの重要性を理解し、1ケアの前後ごとに手洗いを行うべきである。

　手洗いには、「液体石けんと流水による手洗い」と「消毒液による手指消毒」がある。日常の汚れは「液体石けんと流水による手洗い」でよいが15～30秒の時間をかけ洗うと効果がある。感染している入所者や感染しやすい状態にある入所者のケアを行うときは「消毒液による手指消毒」をあわせて行う。

　感染経路として職員の手指を介した感染のリスクが懸念されるため、日頃より十分に気を付ける必要がある。万が一汚染された場合には、ただちに流水で洗い流すことにより感染を防止することができる。

　手洗いの際には次の点に注意し正しい手洗いを行う（図1）。

・手を洗うときは爪を短く切る。時計や指輪をはずす。

・汚れが残りやすい指先や爪の間、指の間、親指の周り、手首、手の

甲などは注意して洗う。
- 石けん成分をよく洗い流し、洗い終わったら使い捨てのペーパータオルを使用し、水分を拭き取る。共用のタオルは使用しない。
- 水道栓は自動か手首、肘などで簡単に操作できるものがよい。やむをえない場合は手の再汚染を防ぐためにペーパータオルを用いて止める。

図1 正しい手洗いの方法　手洗いの順序

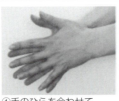
①手のひらを合わせてよく洗う

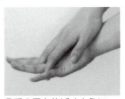
②手の甲を伸ばすように洗う

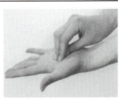
③指先・爪の間をよく洗う

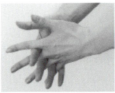
④指の間を十分に洗う

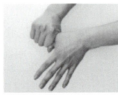
⑤親指と手掌をねじり洗いする

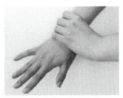
⑥手首を洗う

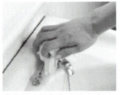
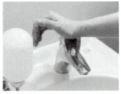
⑦水道の栓を止めるときは、手首か肘で止めるか、ペーパータオルを使用して止める

禁止すべき手洗い方法
1. ベースキン法（浸漬法・溜まり水）
2. 共同使用する布タオル

入所者の手指の清潔

入所者の間での感染を予防するために、食事の前後や排泄後などに液体石けんと流水での手洗いを日常の習慣として継続できるように支援することが重要である。

認知症や行動障害などにより、清潔観念や清潔行為を理解することが困難な入所者に対しては、個々の障害に応じた手洗いの支援を柔軟に実施し、手指の清潔保持に努める必要がある。

①手洗いの介助

入所者の手洗いは液体石けんと流水による手洗いを洗面所などで行うことが望ましい。身体の状況に応じ液体石けんと流水による手洗いが困

難な場合は消毒効果のあるぬれタオルなどで清拭を行い手指の清潔を保つことが必要である。手洗いの代わりに直接手指にアルコール剤を噴霧するだけでは有効とは言えない。

②共用タオル・おしぼりなどの使用について

共用のタオルの使用は禁止し、個人用のタオルを用意するか、手洗い場にペーパータオルを備え付ける。

食事介助

食事介助の前は、介護職員などは必ず手洗い及び手指消毒を行い、清潔な器具、清潔な食器で提供することが大切である。特に、介護職員が排泄介助後に食事介助を行う場合は、十分な手洗いと手指消毒が必要である。介護職員などが食中毒の媒介者とならないように、十分に注意を払う。

高齢者介護施設では、職員や入所者がおしぼりを準備することがあるが、タオルおしぼりを保湿器に入れておくと、病原微生物が増殖・拡大するおそれがある。おしぼりを使用する場合は、使い捨ておしぼり（ウエットティッシュ）を使用することが望ましい。

入所者が水分補給の際に使用するコップや吸い飲み（らくのみ）は、使用ごとに洗剤洗浄し清潔にしておく。

経管栄養（経鼻経管、胃瘻）を実施する際にはイルリガードル、栄養点滴チューブ、カテーテルチップシリンジ、計量カップ等、複数の物品を使用するが、経管栄養を実施するような利用者は、ADLの高い利用者に比べて一般的に免疫力や体力が低下している状態にあることが多く、感染症のリスクが高いため、使用物品の衛生に気を配り、物品の洗浄、消毒、交換などの管理を適切に行うことと、対応する職員は手洗いを徹底して、常に清潔な状態で使用することが必要である。

経鼻経管栄養のカテーテルの固定方法

カテーテルは、鼻翼（小鼻）に強く当たらないように固定する。圧迫で皮膚の血流が妨げられ、鼻粘膜に潰瘍ができることもある。テープによるかぶれにも注意が必要である。

栄養剤注入時の体位

ベッドの背を上げて、なるべく座っている状態に近づける。寝たままの状態で栄養剤を注入すると、栄養剤が食道を逆流して気管に入ってしまい肺炎を起こす危険性がある。また、左側臥位は逆流しやすいので、避けて行う。

栄養剤注入後のチューブ、イルリガードルの管理

　栄養剤や薬の注入後は、注入器で最低10mLの微温湯をカテーテルの注入口から勢いよく注入し、カテーテルの中に付着した栄養剤や薬を洗い流す。カテーテルの注入口は、ストッパーでふたをする。

　使用後のイルリガードルや注入器は、中性洗剤で洗浄後に、耐熱のものであれば熱水消毒（80℃、10分間）や食器洗浄機の使用、または0.1％次亜塩素酸ナトリウムなどで消毒し、必ず乾燥させてから保管する。

胃瘻（瘻孔）の管理

　瘻孔の周囲の皮膚を清潔に保つことが大切である。ガーゼに微温湯を染み込ませて、瘻孔の周囲を清拭する。胃瘻チューブの周囲は、微温湯を染み込ませた綿棒を使用して清潔を保つ。

　チューブ周囲が赤くただれ、ジクジクと浸出液が出ている場合には、標準予防策として手袋を着用する。基本的に消毒の必要性はないが、皮膚の消毒の必要性については主治医に確認する。

食事介助時の感染対策

　冬季に流行する感染性胃腸炎を起こすノロウイルスは、環境表面に生き続ける。環境表面に触れた手は、ウイルスなどで汚染されている可能性がある。また症状が改善してもノロウイルスは便から排出されるため、食器や手など口に入るものは衛生的に取り扱うことが必要である。また、食中毒を予防するため、食事の提供の際には、準備、保存、調理方法などにおける食中毒予防の感染対策も必要である。

介助者の感染予防行動

①観察（感染予防のために必要な知識）
- 調理後の食事は、2時間以上室温で放置しない。
- 施設内または地域に感染性胃腸炎が流行している場合は、下痢、嘔吐などの症状の有無の確認をする。

②手指衛生
- 前作業、環境表面からの手指汚染を断ち切るために、流水と石けんによる手洗いを行う。
- ケア終了後は、流水と石けんによる手洗いを行う。

③物品準備
- 食器類はきれいに洗浄し、乾燥器などで完全に乾燥させたものを使用する。
- 食事に使用する器具で、口の中に入る部分には、素手で触れないようにする。

④体勢準備
- 介助される側の感染予防行動として、流水と石けんによる手洗いを行う。
- 手をきちんと洗えているか確認し、不十分な場合は介助する。

⑤食事介助
- むせり、吐き気などの症状の観察を行う。
- 食事量が少ない、むせるなどの症状は感染症発症の可能性がある。

⑥後片付け
- おしぼりなどは、個別化し共用しないようにする。共用する場合は、使用後洗濯し、塩素系漂白剤で消毒するか、85℃1分以上の熱水洗濯が適している。
- 汚れのついたリネン類は、ビニール袋に入れて搬送し、周囲環境を汚染させないようにする。

⑦記録・報告
- むせた場合は、後で誤嚥性肺炎を起こす場合があり、発熱などの症状出現に注意する。

排泄介助

　入所者の排泄物・嘔吐物を処理する際には、使い捨て手袋やビニールエプロン、マスクを着用し、汚染場所及びその周囲を0.1％の次亜塩素酸ナトリウムで清拭し、消毒する。処理後は十分な手洗いや手指の消毒を行う。

　便には、多くの細菌が存在しているため、介護職員・看護職員が病原体の媒介者となるのを避けるためにも、取り扱いには特に注意が必要である。

　おむつ交換は、必ず使い捨て手袋を着用して行い、1ケアごとに取り替える。また、手袋を外した際には手洗いを実施する（手洗い場のない場合、速乾式手指消毒薬使用も可）。

　排泄物を処理する際は、新聞紙にくるんでビニール袋で密閉すると、においが吸収され、外にもれない。

　おむつの一斉交換は感染拡大の危険が高くなるため、おむつ交換車の使用はできるだけひかえる。個々の利用者の排泄パターンに対応した個別ケアを行うように心がける。

おむつ交換時、排泄介助の感染対策

　ノロウイルス感染症、O-157などの腸管出血性大腸菌感染症、サルモネラ感染症などは、便から由来する病原体が、排泄介助者の手や排泄介助に使用した物品、汚染された環境を介して拡散し集団感染が起こることがある。また、長期間尿道に管が入っていた場合には、尿に耐性菌がいる場合もあるため、尿や便は感染の危険があるものとして扱うことが必要である。手袋やエプロンなどの防護具を着用するように努める。手袋は1ケアごとに交換する。複数の利用者には使用しない。

介助者の感染予防行動

①観察（感染予防のために必要な知識）
　・施設内または地域に感染性胃腸炎が流行している場合は、下痢、嘔吐などの症状の有無を確認する。

②手指衛生
　・前作業、環境表面からの手指汚染を断ち切るために手指衛生を行う。
　・汚染物の作業終了時には、手袋を脱ぎ、手指衛生を行う。汚染した手袋で、清潔なものに触れない。
　・ケア終了後は、流水と石けんによる手洗いを行う。便から感染する病原体には、アルコールに抵抗性を示すものがあるため、最後は、流水と石けんによる手洗いを行う。

③個人防護具（排泄物により着衣の汚染を受けることが予測される場合は、防護服を着用する）
　・プラスチックエプロン、マスク、手袋を装着する。

④おむつ交換（感染の伝播を最小限にする。周囲環境汚染を最小限にする）
　・汚染物を取り扱う人と体を支えたりする人とで分担し、清潔と不潔の介助分担を行う。
　・尿、便などがついたパッドは、ビニール袋に入れ、適切に廃棄する。

⑤陰部洗浄（周囲の環境の汚染を最小限にする）
　・陰部洗浄が必要な場合は、便や洗浄が周囲に飛び散らないようにする。

⑥トイレ介助（感染の伝播を最小限にする。周囲環境の汚染を最小限にする）

⑦物品の後片付け
- プラスチックエプロン、マスク、手袋を装着し、陰部洗浄のボトルなどは、個人別にする。洗浄後は完全に乾燥させる。

⑧記録、報告
- 下痢の有無の確認をする。

日常の健康状態の観察と対応

　高齢者の介護施設では、感染そのものをなくすことは大変困難である。そのため、感染症が発症した場合においては、拡大を防止することが重要である。感染の拡大を防止するためには、早期発見や早期対応をすることが何よりも大切である。

1) 健康状態の観察と記録

　異常の兆候をできるだけ早く発見するために、入所者の健康状態を、常に注意深く観察することが必要である。体の動きや声の調子・大きさ、食欲などがいつものその人らしくない、と感じたら要注意である。また、熱があるかどうかは、検温するまでもなく、日常的なトイレ誘導やおむつ交換のケアの際に、入所者の体に触れたときに判断できる場合もある。

　入所者の健康状態を観察・把握し、以下のような症状が認められた場合は、ただちに看護職員か医師に報告し、症状などを記録する（表1）。

表1 ▽ 報告・記録すべき症状

- 発熱（体温）
- 嘔吐（吐き気）
- 下痢
- 腹痛
- 咳
- 咽頭痛・鼻水
- 発疹
- 摂食不良
- 頭痛
- 顔色、唇の色が悪い

　記録は、一人ひとりの入所者について作成する。
　定期的に開催されている感染対策委員会などで状況把握を行い、日常的に発症しうる割合を超えて、上記のような症状が発症した場合には、集団感染の疑いも考慮に入れて速やかに対応する。

2）感染症を疑うべき症状

次のような症状がある場合には、感染症の可能性も考慮に入れて対応する必要がある（表2）。これらの症状を把握した介護職員などは、ただちに、看護職員または医師に症状を報告する。

①発熱

- 体温については個人差があるが、おおむね37.5℃以上を発熱ととらえる（普段、体温が低めの人ではこの限りではない）。
- 急な発熱の多くは感染症を伴うことが多いが、悪性腫瘍などほかの疾患のときにも起こることがある。
- インフルエンザでは急な高熱が特徴的とされているが、高齢者においては発熱が顕著でない場合もある。発熱以外に呼吸器、消化器などの症状がないか確認する必要がある。

②嘔吐・下痢などの消化器症状

- 嘔吐や下痢については、特に夏場は細菌性の食中毒の多い時期であり、注意が必要である。
- 冬季に嘔吐や下痢が認められる場合には、ノロウイルス感染症も疑われる。
- 血便がある場合などには、腸管出血性大腸菌などの感染症の可能性もあり、ただちに病原体の検査が必要である。

③咳・喀痰・咽頭痛などの呼吸器症状

- 高齢者においては、発熱を伴う上気道炎症状としては、インフルエンザウイルス、ライノウイルス、コロナウイルス、RSウイルスなどのウイルスによるものが多いとされている。
- 咳は他者への感染源になるため、咳などの症状のある人にはマスクを着用させる。長引く咳の場合には結核などの感染症も疑われる。
- 高齢者に多い呼吸器疾患としては、誤嚥性肺炎がある。この場合は、他者に感染を広げる危険性はないが、重篤になる場合もあり注意が必要である。誤嚥性肺炎の予防のためには口腔ケアなどの有効性が示されている。

④発疹などの皮膚症状

- 高齢者における発疹などの皮膚症状には、加齢に伴う皮脂欠乏性によるものや、アレルギー性のものなどもあり、必ずしも感染症によるものとは限らない。ただし、疥癬が疑われる場合には速やかに皮膚科専門医と連絡を取り合い、対応する必要がある。
- 肋骨の下側など神経に沿って痛みを伴う発疹がある場合には、帯状疱

表2 ▼ 注意すべき主な症状

主な症状	要注意のサイン
発熱	・ぐったりしている、意識がはっきりしない、呼吸がおかしいなど、全身状態が悪い ・発熱以外に、嘔吐や下痢などの症状が激しい
嘔吐	・発熱、腹痛、下痢もあり、便に血が混じることもある ・発熱し、体に赤い発疹も出ている ・発熱し、意識がはっきりしていない
下痢	・便に血が混じっている ・尿が少ない、口が渇いている
咳、咽頭痛、鼻水	・熱があり、痰のからんだ咳がひどい
発疹（皮膚の異常）	・牡蠣殻状の厚い鱗屑が、体幹、四肢の関節の外側、骨の突出した部分など、圧迫や摩擦が起こりやすい所に多くみられる ・非常に強いかゆみがある場合も、まったくかゆみを伴わない場合もある

疹の場合がある。これは水痘・帯状疱疹ウイルスの過去の感染によるものである。水痘・帯状疱疹ウイルスに対しては終生免疫を得ることができる。成人の場合は、多くの人が過去に感染しているので、新たに感染することはほとんどないが、高齢者などの免疫力が低下している人やこれまでに水痘に罹患したことのない人、お見舞いなどに来る乳幼児などは感染の可能性があるので、注意が必要である。

・難治性の褥瘡や創傷などでは、薬剤耐性菌などが関与している場合もあるため、医師との連携が欠かせない。

⑤その他

上記の症状以外にも、尿路感染症（尿のにおいや混濁などに注意）やリンパ節の腫脹などについても注意が必要である。何かおかしいと感じたら、躊躇せずに早めに感染症に詳しい看護職員または医師に相談する。

文献
○厚生労働省：高齢者介護施設における感染対策マニュアル（平成25年3月）；2013.
○東京都福祉保健局（編）：社会福祉施設・事業者のためのノロウイルス対応標準マニュアル．社会福祉法人東京都社会福祉協議会；
○賀来満夫（監修），東北感染制御ネットワークベストプラクティス会・介護のための感染管理編集委員会（編）イラストで理解する福祉現場の感染症対策．中央法規；
○正しい手洗いの仕方…www.daifuji.co.jp/kouseiroudou.htm

——————————————————— 宗像結花子・福岡君代

索 引

あ
アウトブレイク ……… 2
安息香酸ベンジル ……… 94

い
イオウ外用剤 ……… 94
異形麻疹 ……… 74
一次性ワクチン効果不全 ……… 80
イナビル® ……… 33
イベルメクチン ……… 93
インフルエンザ ……… 30

え
エアロゾル ……… 12, 85
嚥下のメカニズム ……… 40

お
嘔吐物・排泄物の処理 ……… 123
おむつ ……… 87
おむつ交換 ……… 132

か
疥癬 ……… 90
疥癬トンネル ……… 91
改訂水飲みテスト ……… 41
ガウン ……… 25
化学性肺炎 ……… 39
カタル期 ……… 37, 73
カテーテル関連血流感染症 ……… 100
角化型疥癬 ……… 91
環境整備 ……… 122
感染経路別予防策 ……… 16
感染源 ……… 14
感染性胃腸炎 ……… 82

き
吸気性笛声 ……… 37
行政 ……… 7
胸部レントゲン検査 ……… 46
菌血症 ……… 100, 108

く
空気感染 ……… 16
空気予防策 ……… 16, 17
クロストリジウム・ディフィシル ……… 88
クロタミトン ……… 94

け
結核 ……… 43

こ
抗インフルエンザ薬 ……… 33
紅斑性丘疹 ……… 91
誤嚥 ……… 40
誤嚥性肺炎 ……… 39
ゴーグル ……… 26
呼吸器感染症 ……… 116
個人防護具 ……… 12, 24
コプリック斑 ……… 73
コホート ……… 22

さ
サーベイランスシート ……… 2
細菌性肺炎 ……… 39

し
次亜塩素酸ナトリウム ……… 85, 126
自然麻疹 ……… 74
市中感染型MRSA ……… 98
修飾麻疹 ……… 74
集団感染 ……… 8
手指衛生 ……… 11
症候群サーベイランス ……… 2, 9
消毒液 ……… 126

食事介助 ……… 129
人工呼吸器関連肺炎 ……… 99
迅速抗原検査 ……… 31

す
水痘・帯状疱疹ウイルス ……… 61
水痘ワクチン ……… 68, 70
スタッカート ……… 37
スタンダード・プリコーション ……… 11

せ
成人水痘 ……… 63
成人麻疹 ……… 73
清掃 ……… 123
赤褐色結節 ……… 91
咳き込み後の嘔吐 ……… 37
摂食・嚥下機能障害の
　スクリーニング ……… 41
接触感染 ……… 16
接触予防策 ……… 16, 19
全数把握疾患 ……… 77

そ
ゾーニング ……… 21

た
帯状疱疹 ……… 64
帯状疱疹後神経痛 ……… 65
多剤耐性緑膿菌 ……… 114
タミフル® ……… 33

ち
腸管感染症 ……… 108

つ
通常疥癬 ……… 90

て
手洗い ……… 128
手袋 ……… 24

に
二次性ワクチン効果不全 ……… 73
尿路感染症 ……… 100, 108, 116

の
ノロウイルス ……… 82

は
排泄介助 ……… 131
播種性帯状疱疹 ……… 65
バンコマイシン耐性腸球菌 ……… 106
汎発性帯状疱疹 ……… 65
反復唾液嚥下テスト ……… 41

ひ
ヒゼンダニ ……… 90
ヒト・メタニューモウイルス ……… 49
ビニールエプロン ……… 25
飛沫感染 ……… 16
飛沫予防策 ……… 16, 19
百日咳 ……… 37
標準予防策 ……… 11
漂白剤 ……… 126

ふ
フードテスト ……… 41
フェイスマスク ……… 26
フェノトリン ……… 93
複発性帯状疱疹 ……… 65
不顕性誤嚥 ……… 39, 42

へ
平常時 ……… 5

ほ
発作性反復性咳嗽 ……… 37

ま
マイコプラズマ感染症 ……… 34
麻疹 ……… 73
麻疹ワクチン ……… 80

マスク ……… 26

め
メチシリン耐性黄色ブドウ球菌 ……… 98

り
流行曲線 ……… 3
利用者の配置 ……… 12
リレンザ® ……… 33

れ
レプリーゼ ……… 37

ろ
肋骨脊椎角の叩打痛 ……… 108

A-Z
Breakthrough Varicella ……… 63
CA-MRSA ……… 98
CD ……… 88
CRBSI ……… 100
FT ……… 41
hMPV ……… 49
Hunt 症候群 ……… 65
MDRP ……… 114
MRワクチン ……… 80
MRSA ……… 98
MRSA菌血症 ……… 100
MWST ……… 41
N95マスク ……… 17
PVF ……… 80
RSST ……… 41
RSウイルス ……… 53
RSウイルス抗原検出キット ……… 58
Standard Precautions ……… 11
SVF ……… 73
VAP ……… 99
VRE ……… 106
VZV ……… 61
Winter Viruses ……… 53

編者略歴

吉田正樹（よしだ まさき）

1985年3月に東京慈恵会医科大学を卒業し、東京慈恵医科大学附属病院の研修医を経て、1987年5月同大学第二内科学教室に入局。医学博士を取得後、2003年7月に同大学内科学講座講師、2013年4月に同大学感染制御科准教授、2017年8月同感染制御科教授に就任し、現在に至る。

大学勤務の傍ら、長年にわたり社会福祉施設での診療に従事するとともに、施設内の感染対策に従事してきた。

日本化学療法学会理事・評議員、日本環境感染学会理事・評議員、日本感染症学会評議員、日本臨床微生物学会評議員、日本性感染症学会代議員、インフェクション・コントロール・ドクター。

高齢者施設でできる感染制御マニュアル

定価（本体4,500円＋税）

2018年11月4日第1版発行

- ■編集者　吉田正樹
- ■発行者　梅澤俊彦
- ■発行所　日本医事新報社
  〒101-8718　東京都千代田区神田駿河台2-9
  電話　03-3292-1555（販売・編集）
  ホームページ：www.jmedj.co.jp
  振替口座　00100-3-25171
- ■DTP・デザイン　朝日メディアインターナショナル株式会社
- ■印　刷　ラン印刷社

©Masaki Yoshida 2018 Printed in Japan
ISBN978-4-7849-4042-4　C3047　￥4500E

本書の複製権・翻訳権・上映権・譲渡権・公衆送信権（送信可能化権を含む）は（株）日本医事新報社が保有します。

JCOPY ＜(社)出版者著作権管理機構 委託出版物＞
本書の無断複写は著作権法上での例外を除き禁じられています。複写される場合は、そのつど事前に、(社)出版者著作権管理機構（電話 03-3513-6969、FAX 03-3513-6979、e-mail：info@jcopy.or.jp）の許諾を得てください。

電子版のご利用方法

巻末の袋とじに記載されたシリアルナンバーで，本書の電子版を利用することができます。

手順①：日本医事新報社Webサイトにて会員登録（無料）をお願い致します。
（既に会員登録をしている方は手順②へ）

日本医事新報社Webサイトの「Web医事新報かんたん登録ガイド」でより詳細な手順をご覧頂けます。
www.jmedj.co.jp/files/news/20170221%20guide.pdf

手順②：登録後「マイページ」に移動してください。
www.jmedj.co.jp/mypage/

「マイページ」
↓
マイページ中段の「会員限定コンテンツ」より電子版を利用したい書籍を選び，右にある「SN登録・確認」ボタン（赤いボタン）をクリック

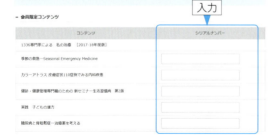

表示された「会員限定コンテンツ」欄の該当する書名の右枠にシリアルナンバーを入力

下部の「確認画面へ」をクリック
↓
「変更する」をクリック

会員登録（無料）の手順

1 日本医事新報社Webサイト（www.jmedj.co.jp）右上の「会員登録」をクリックしてください。

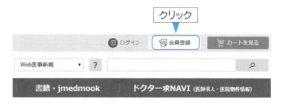

2 サイト利用規約をご確認の上（1）「同意する」にチェックを入れ，（2）「会員登録する」をクリックしてください。

3 （1）ご登録用のメールアドレスを入力し，（2）「送信」をクリックしてください。登録したメールアドレスに確認メールが届きます。

4 確認メールに示されたURL（Webサイトのアドレス）をクリックしてください。

5 会員本登録の画面が開きますので，新規の方は一番下の「会員登録」をクリックしてください。

6 会員情報入力の画面が開きますので，（1）必要事項を入力し（2）「（サイト利用規約に）同意する」にチェックを入れ，（3）「確認画面へ」をクリックしてください。

7 会員情報確認の画面で入力した情報に誤りがないかご確認の上，「登録する」をクリックしてください。